こんなにすごいよ
歯《は》のやくわり

北川 チハル 文　ながおか えつこ 絵

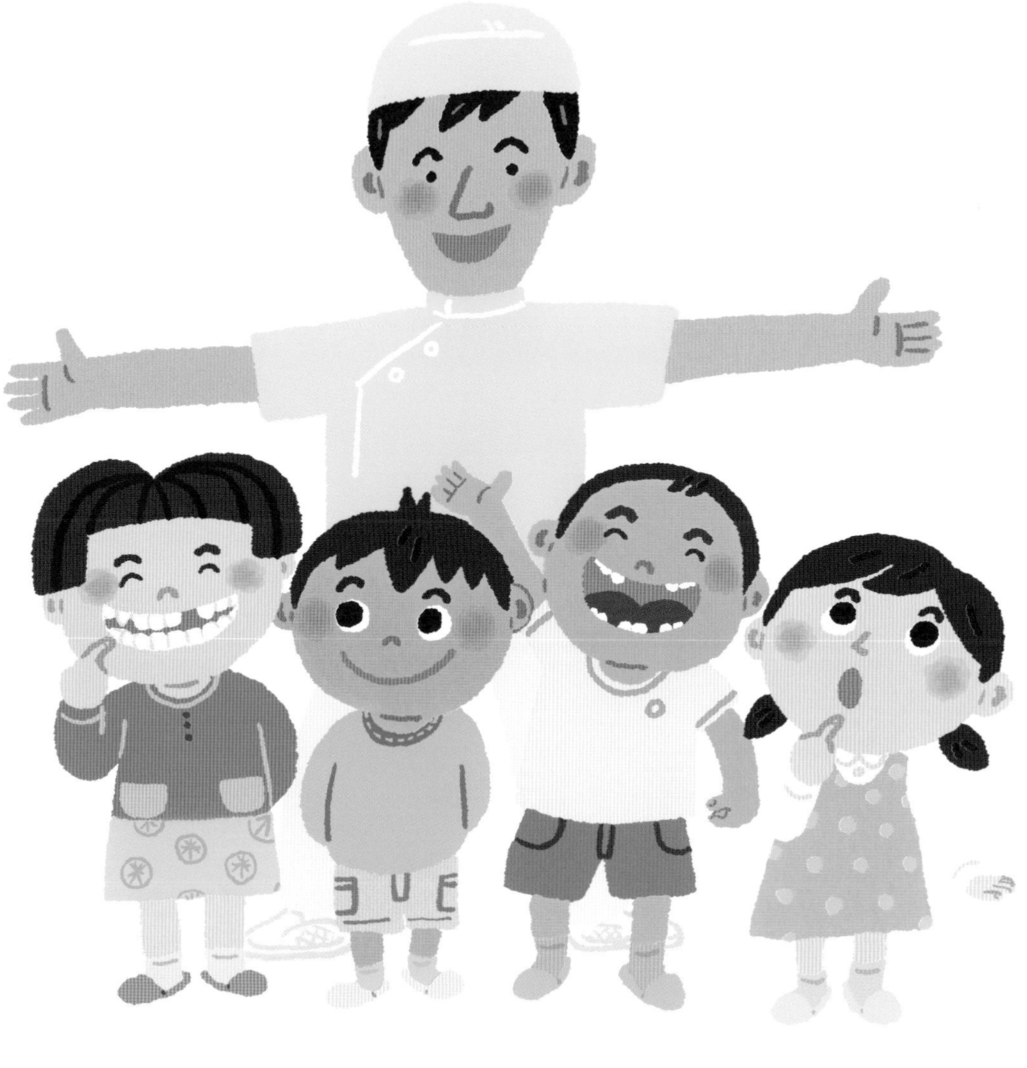

くもん出版

「みんなにきくよ。
歯《は》がないと、
こまることは、あるかな？」

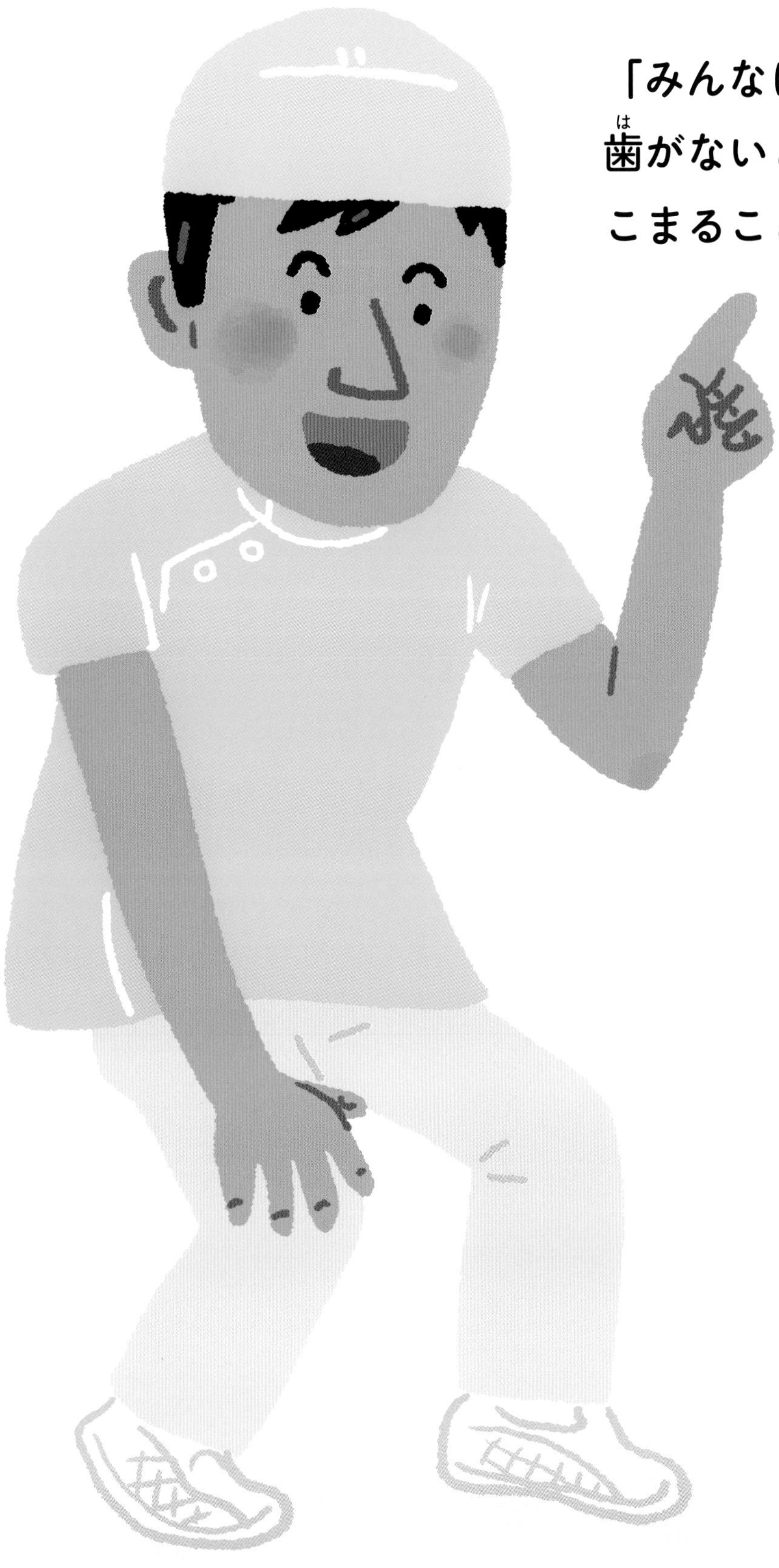

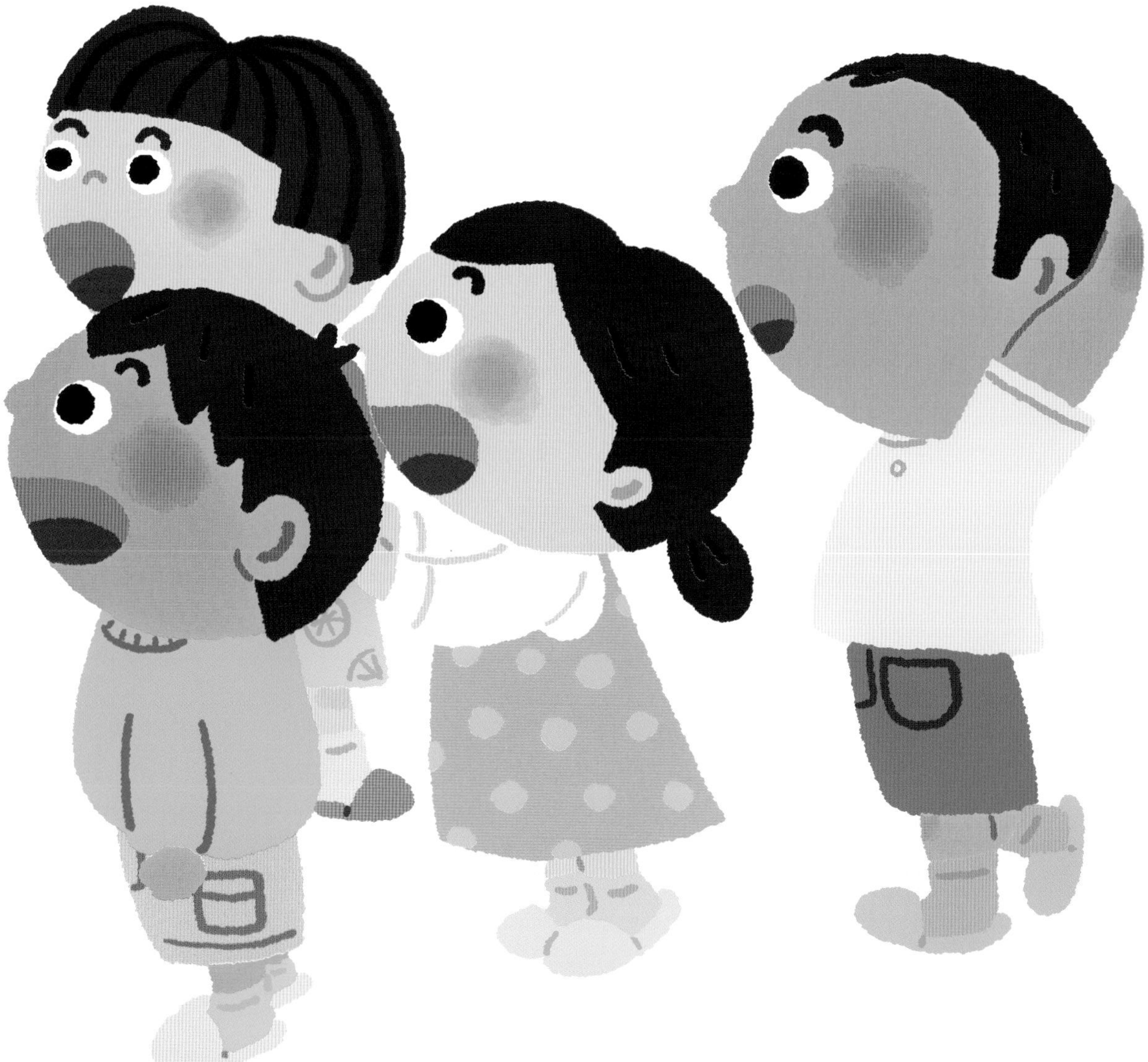

「ある――。歯《は》がなかったら、なんにも
食《た》べられなくなっちゃうんじゃないの？」

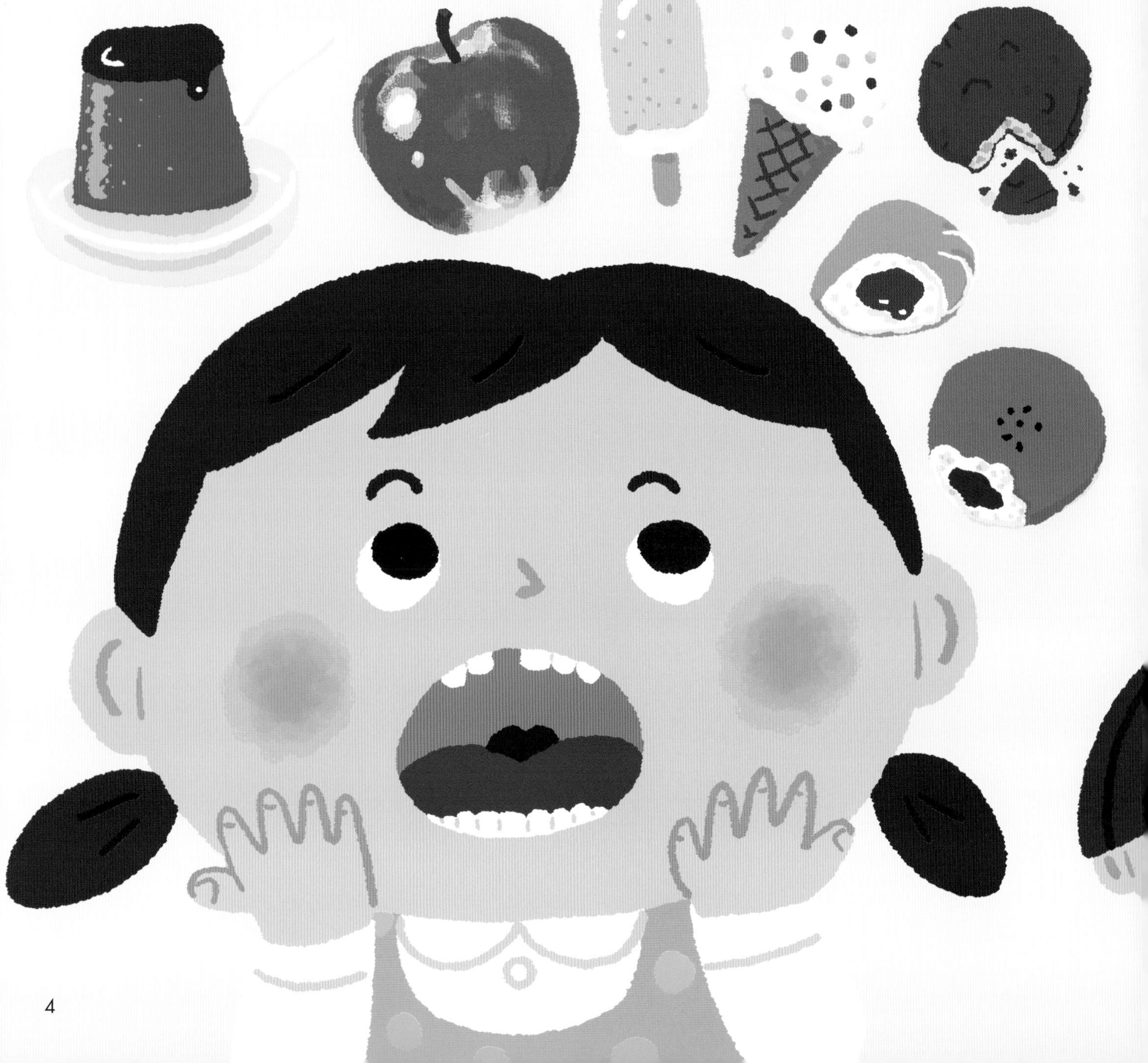

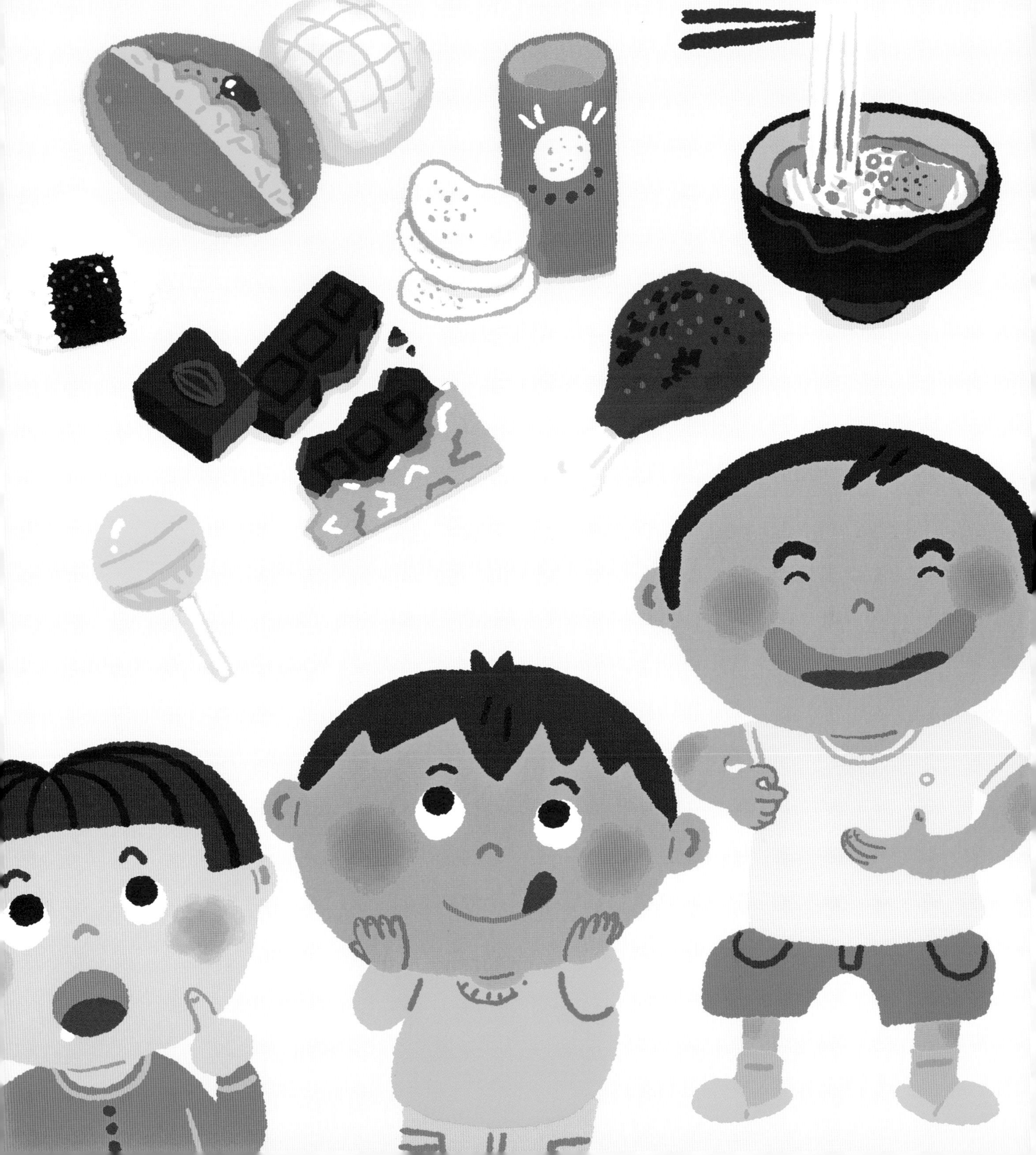

「ぼく、まえ歯《ば》がなくても食《た》べられるよ。
でも、食《た》べにくーい」

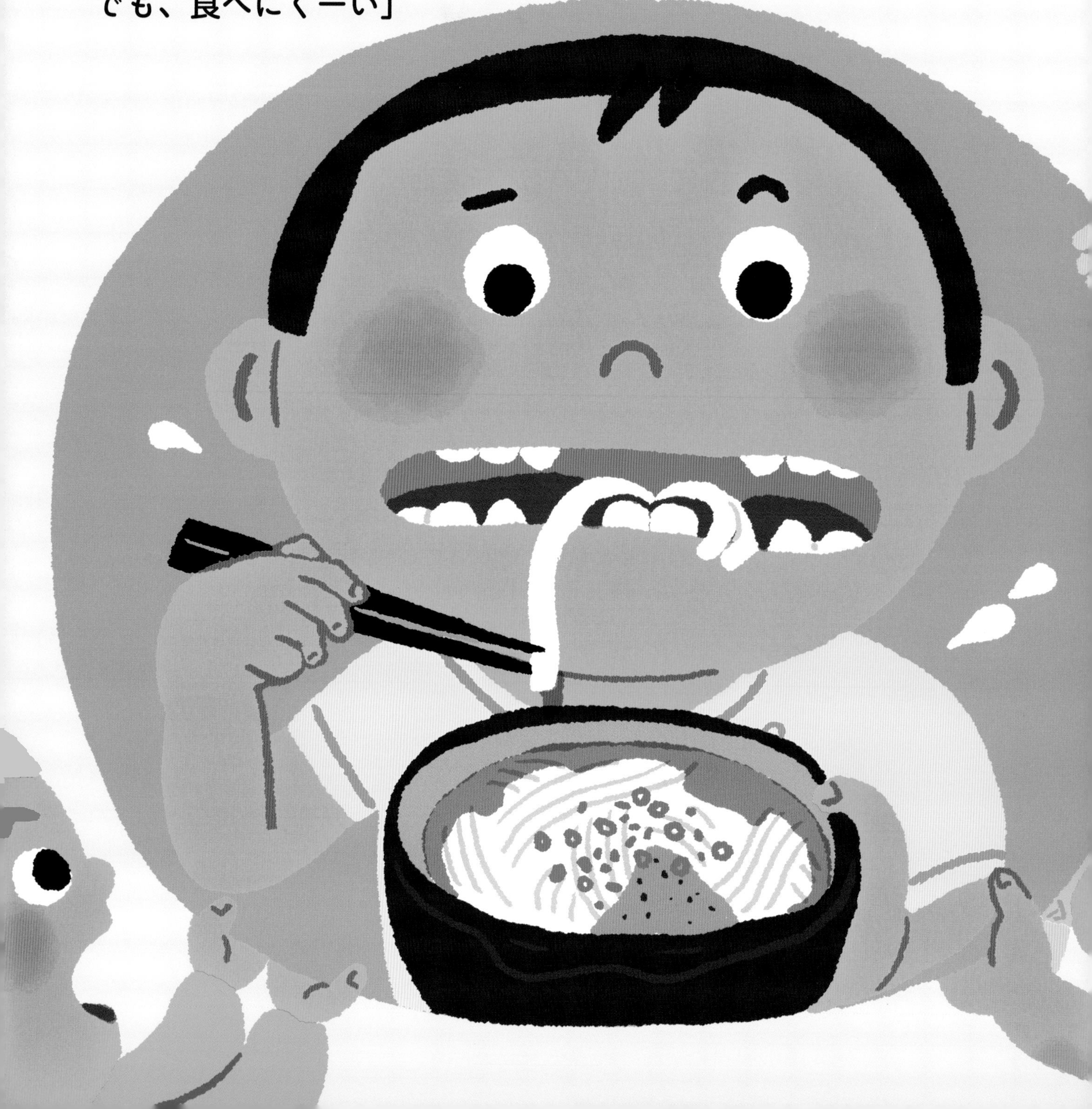

「そうたくんは、
まえ歯《ば》のにゅう歯《し》が、
ぬけたんだね」

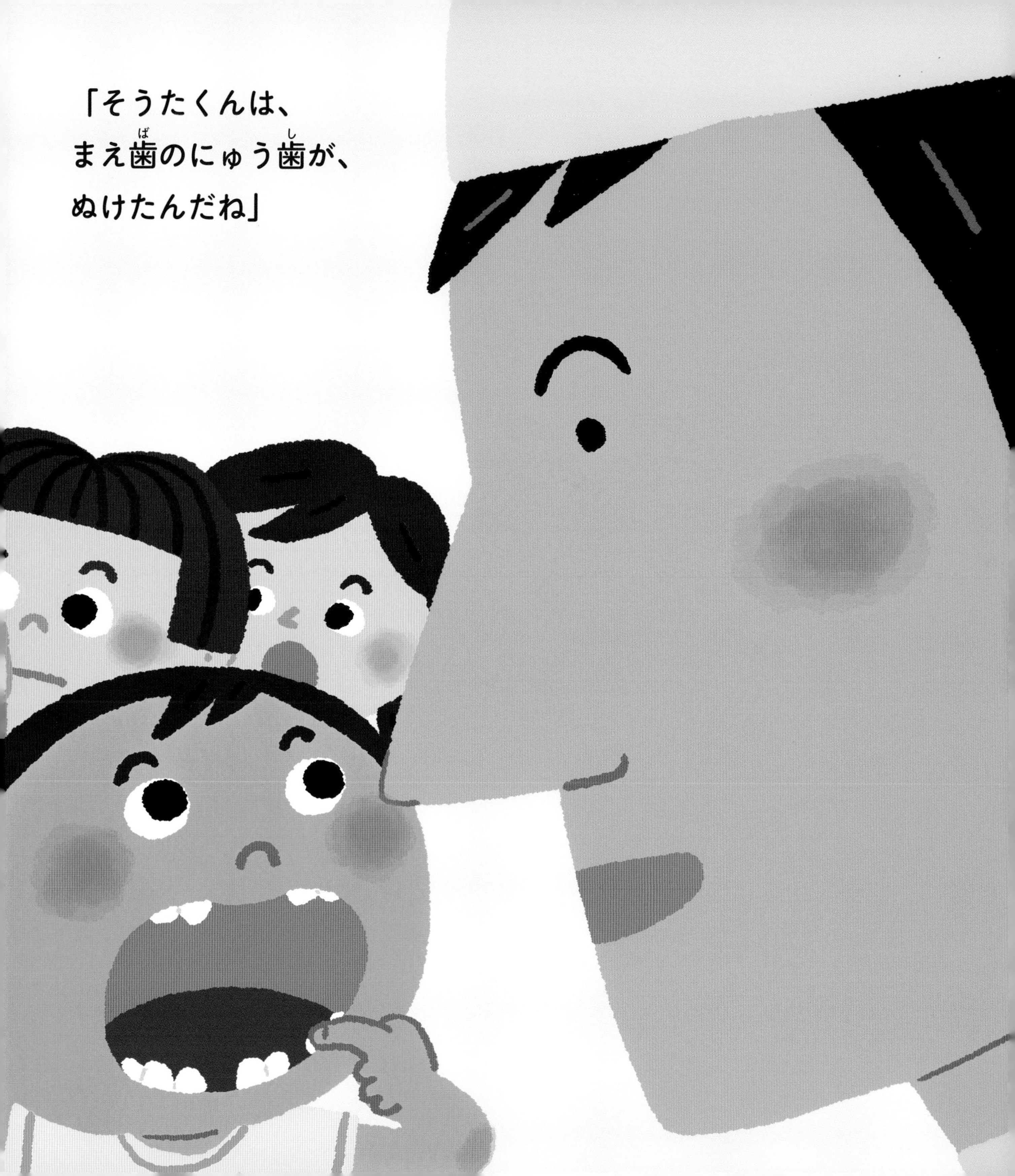

「歯《は》がないと、食《た》べるとき、こまるよね。
口《くち》の中《なか》には、
いろんなかたちの歯《は》が
あるんだよ。
しってるかな？」

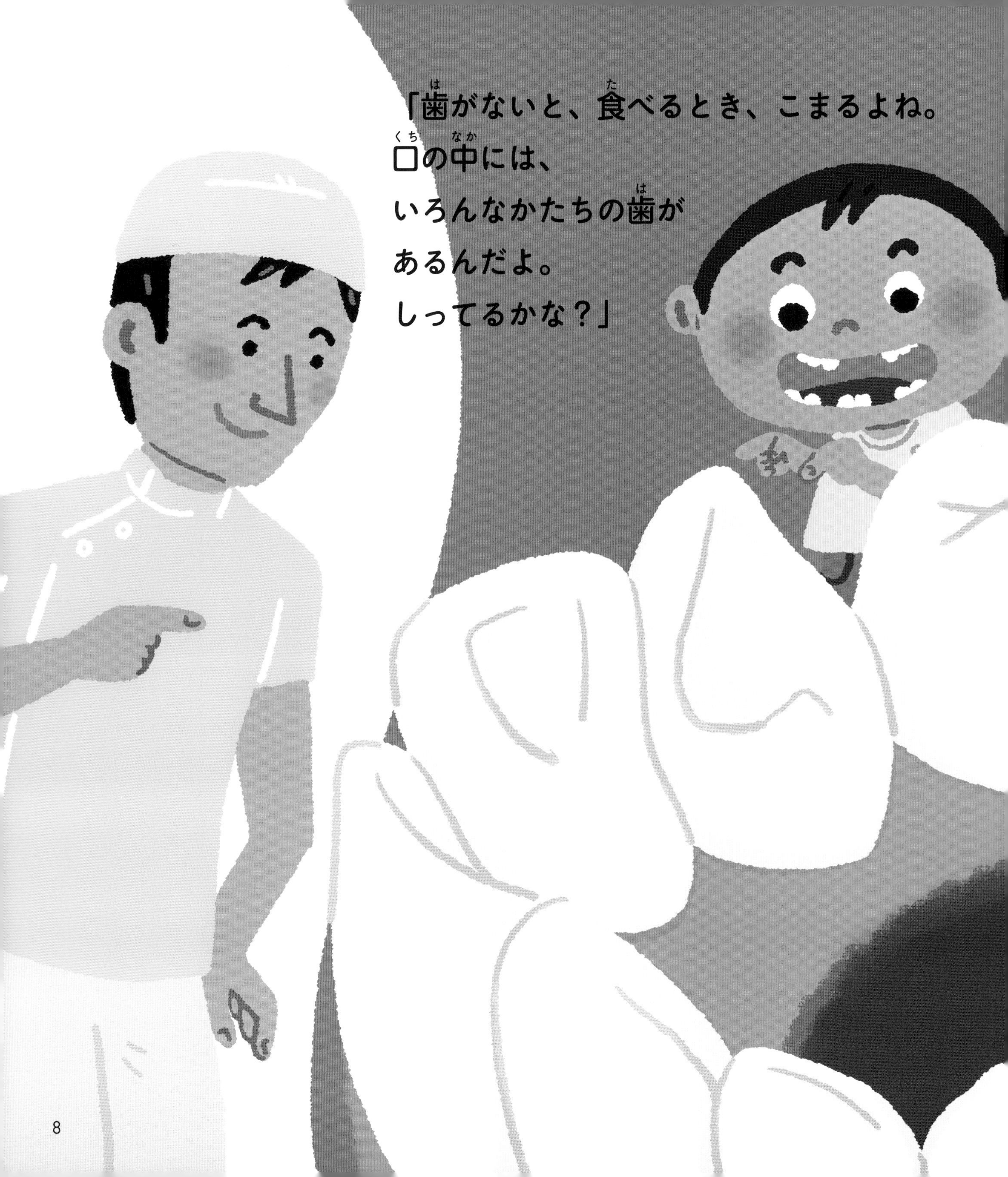

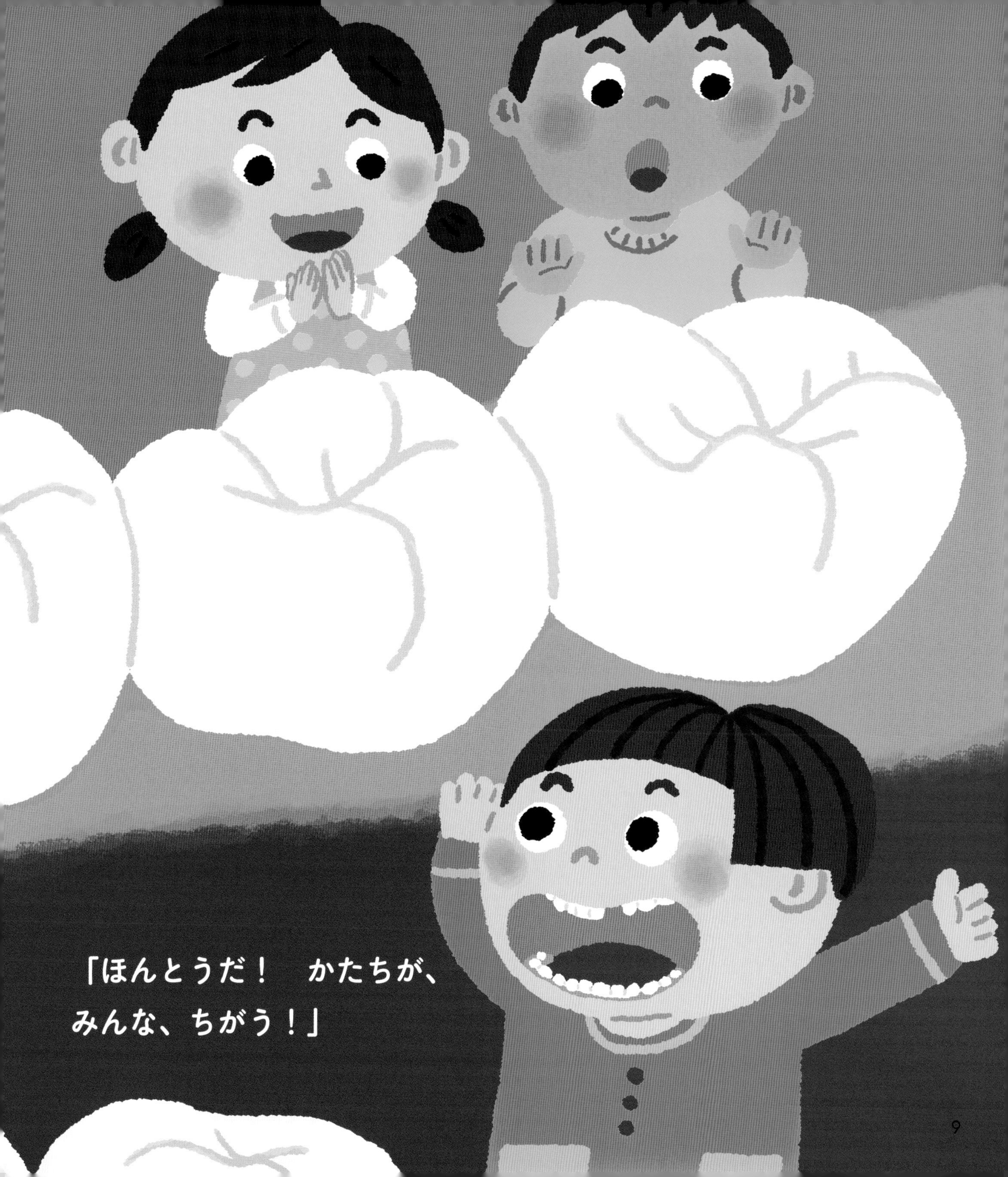

「ほんとうだ！　かたちが、
みんな、ちがう！」

まえ歯《ば》は、食《た》べものを
パックンとかみきるよ。

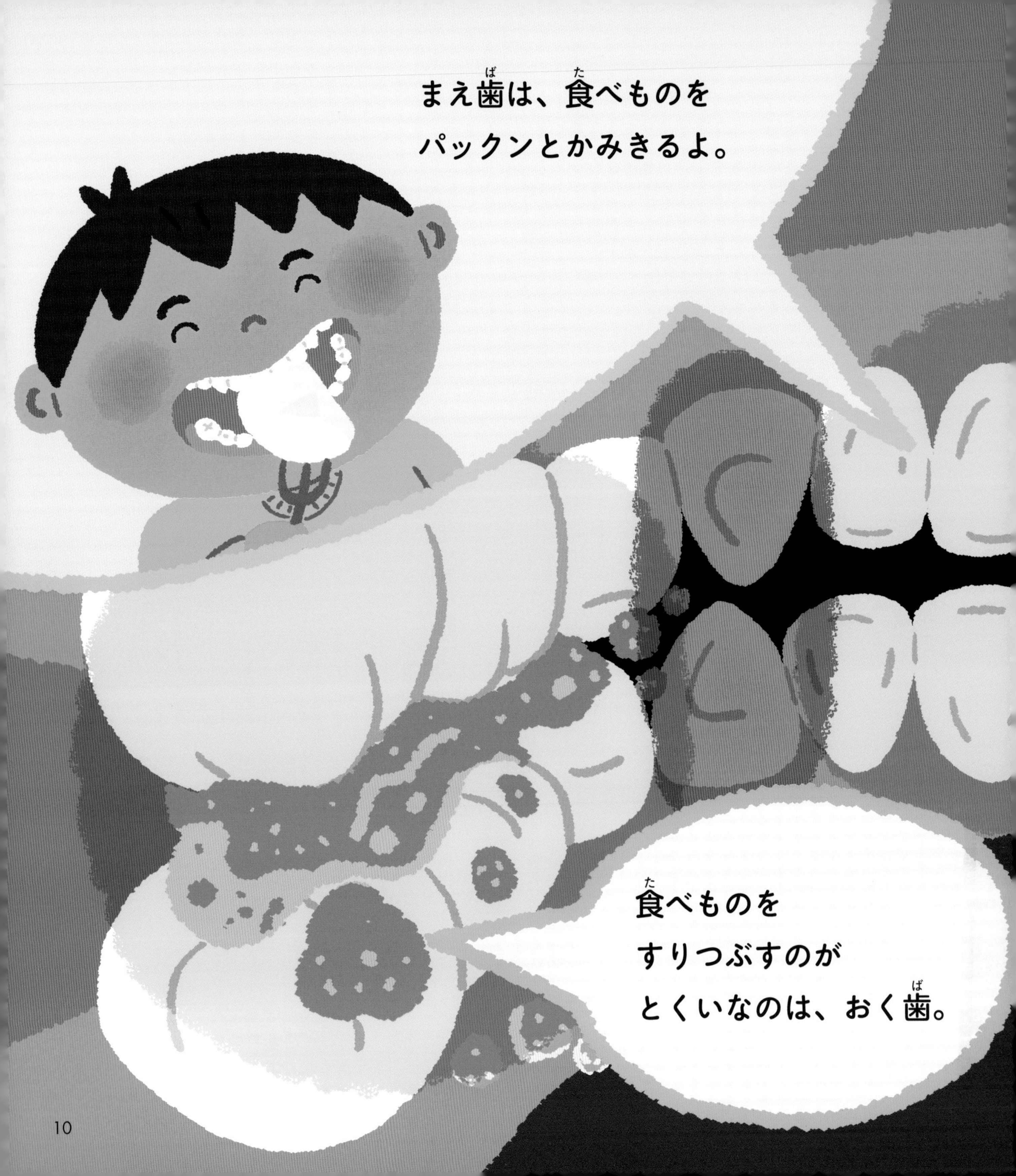

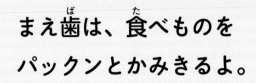

食《た》べものを
すりつぶすのが
とくいなのは、おく歯《ば》。

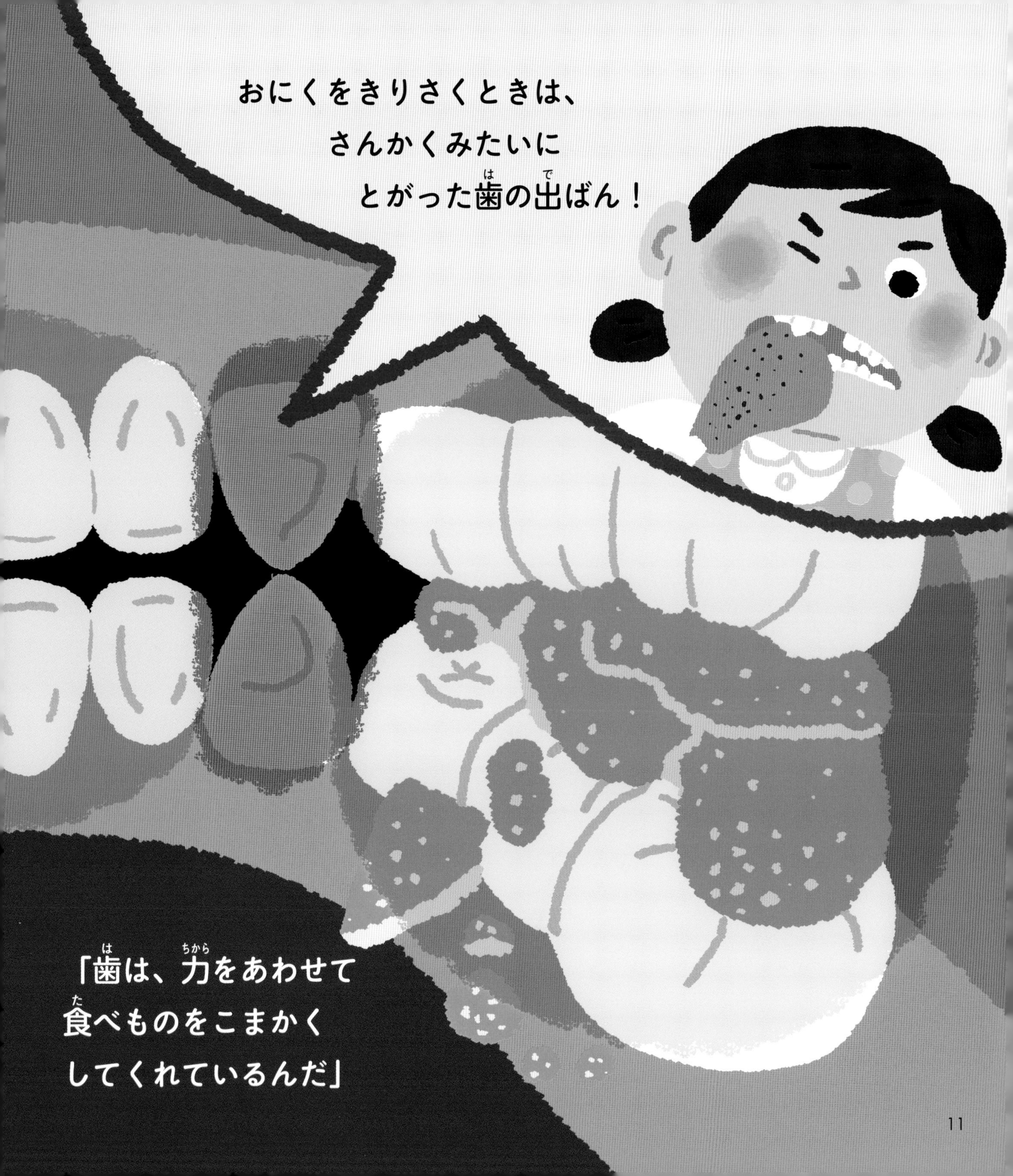

おにくをきりさくときは、
さんかくみたいに
とがった歯《は》の出《で》ばん！

「歯《は》は、力《ちから》をあわせて
食《た》べものをこまかく
してくれているんだ」

「それからね、歯《は》は、人《ひと》のからだの中《なか》で、
いちばんかたいもので、
おおわれているんだよ」

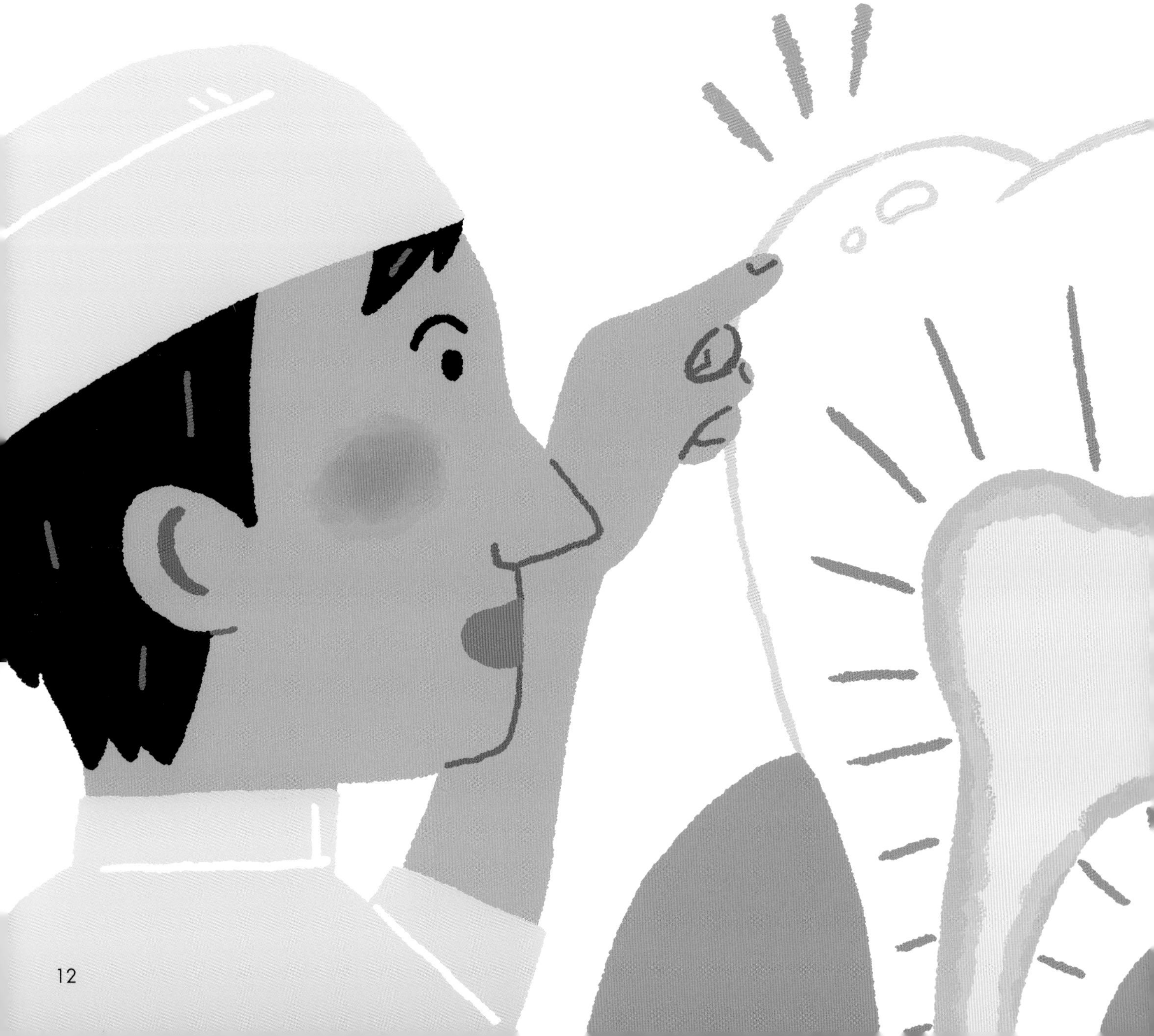

「だから、かたいものでも、かめるんだね」

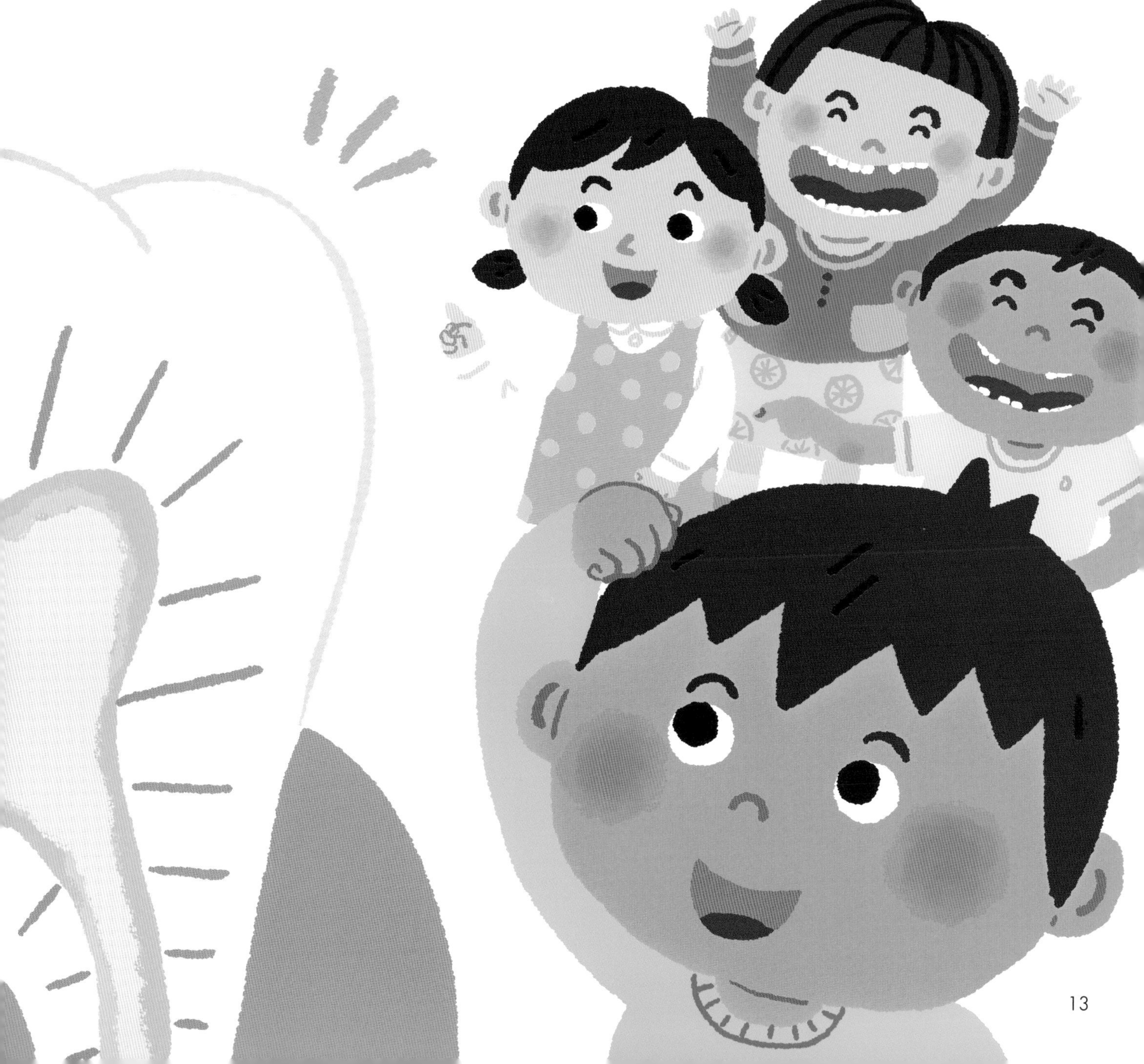

「食《た》べるときの歯《は》のやくわりは、
ほかにもあるよ」
「なになに？」

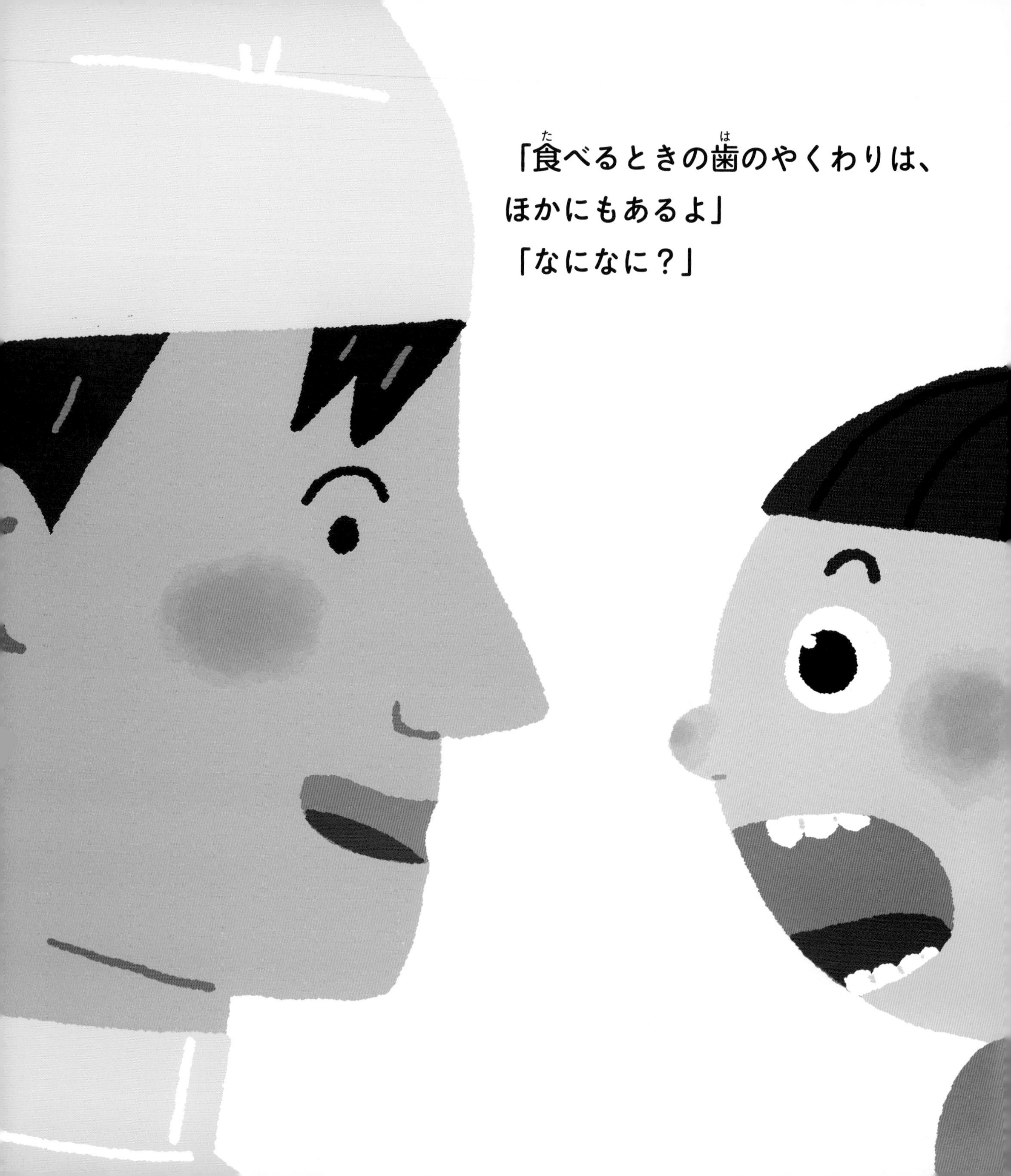

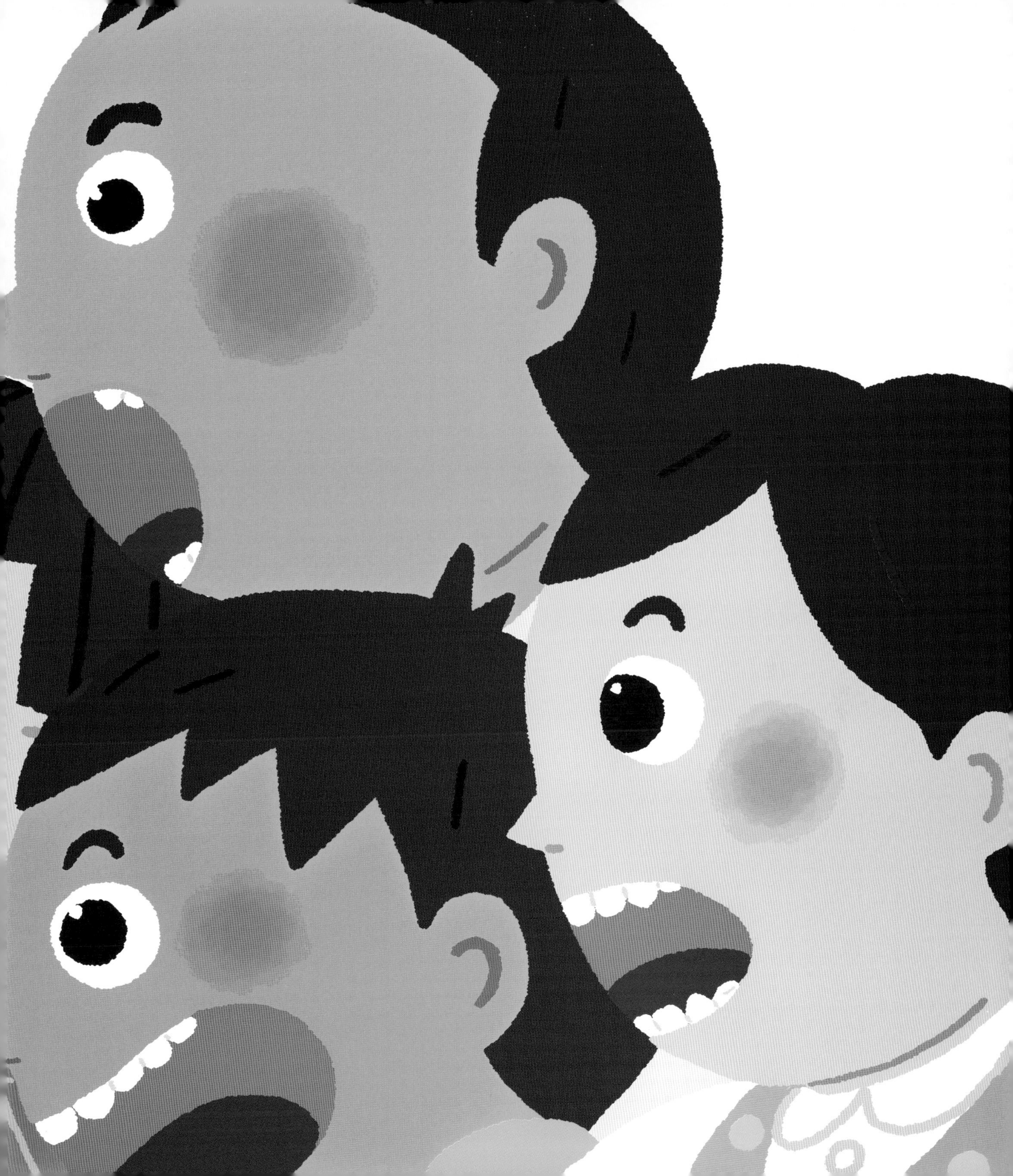

「しょうゆせんべいや
ピーナッツ、
こおりや
かりんとうを
食《た》べているところを
おもいうかべてごらん」

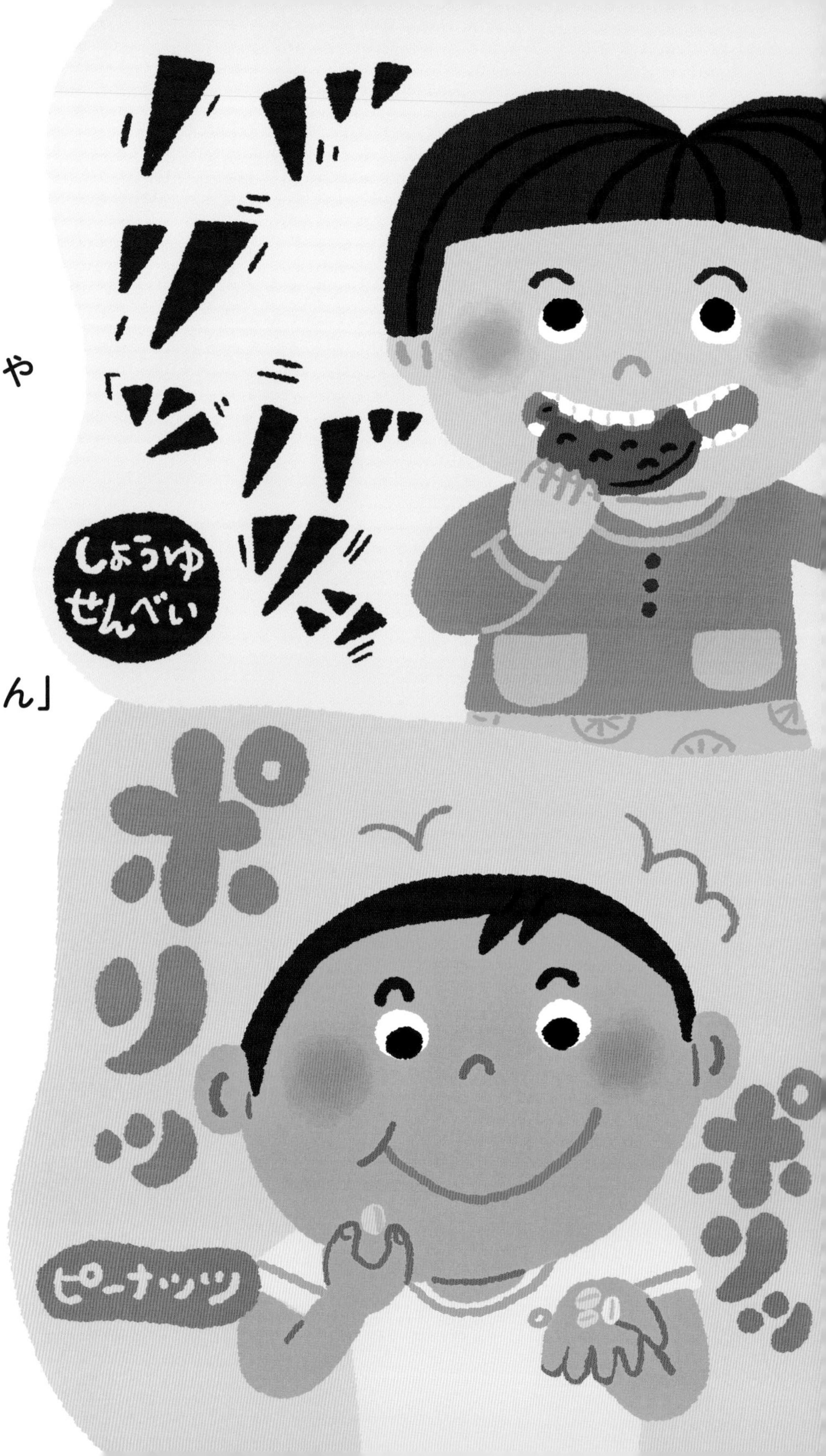

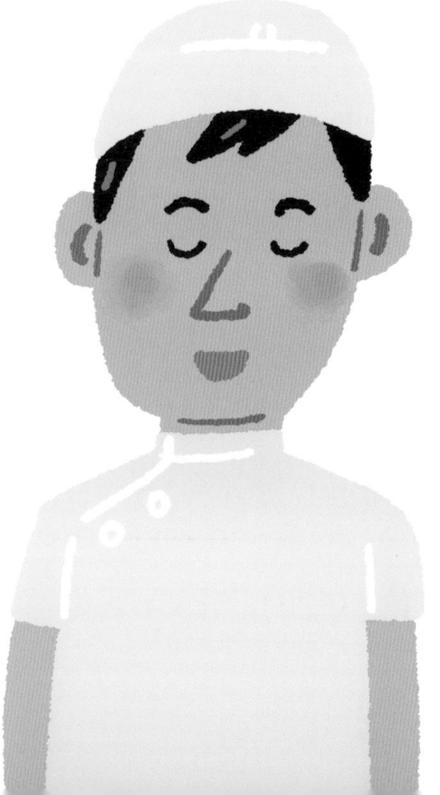

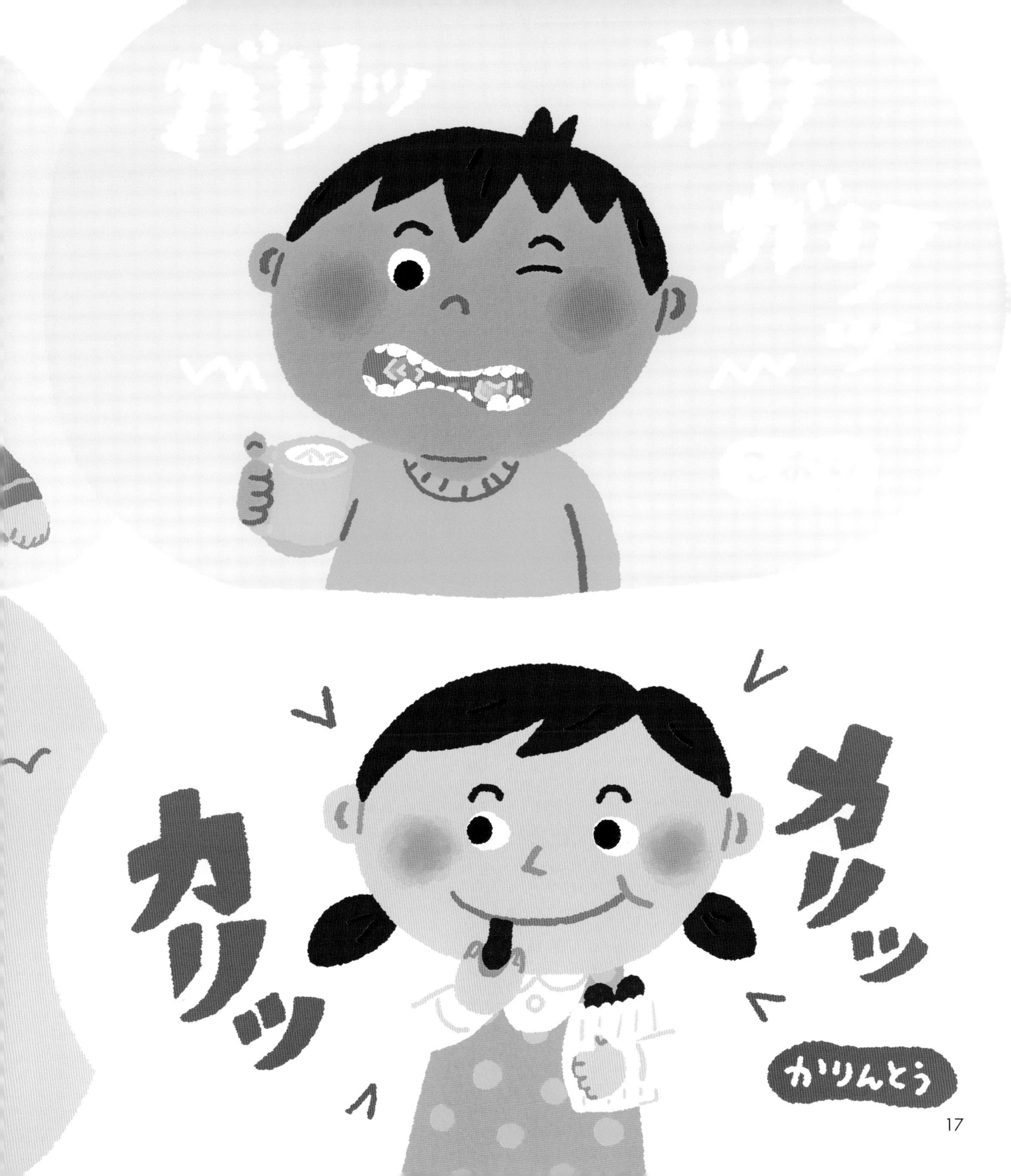
ガリッ
カリッ
カリッ
かりんとう

「かんだときのかんじが、食《た》べものによってちがうよね。
〝歯《し》こんまく〟っていうもののおかげで、ちがいがわかるんだよ」

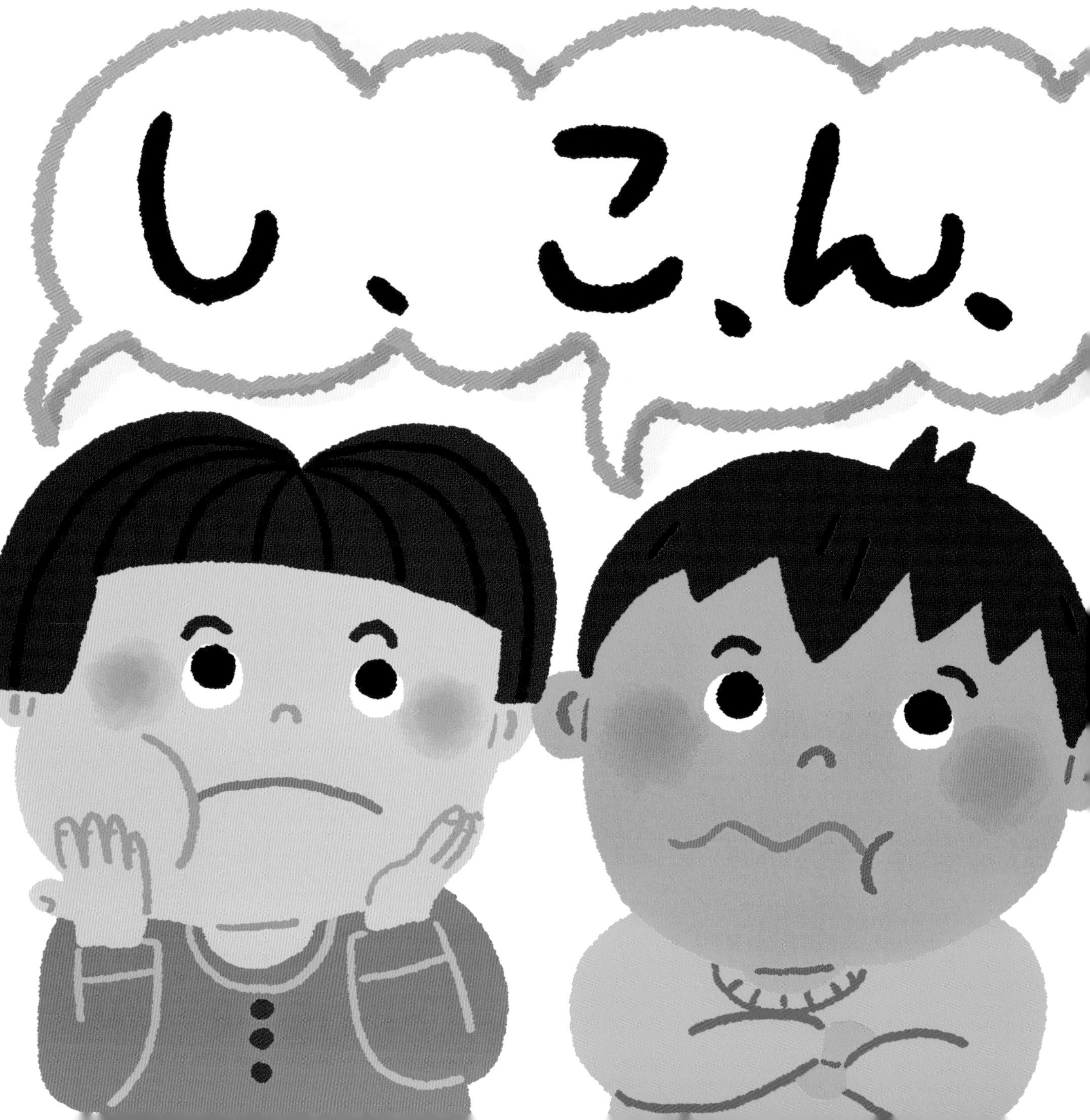

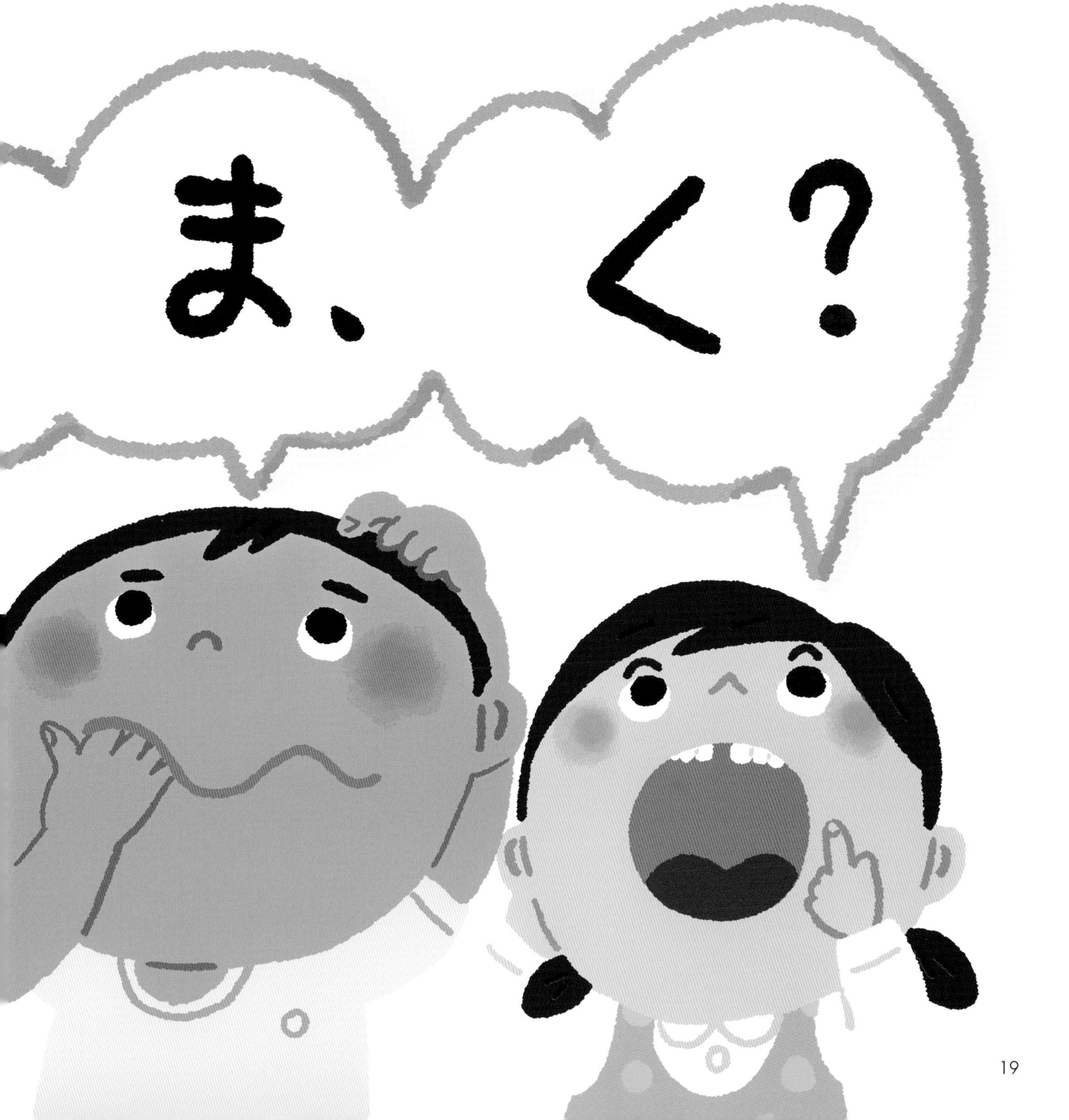
ま、　く？

「歯《し》こんまくは、歯《は》とほねのあいだにあるんだ。
ぷよぷよした、うすいまくだよ」

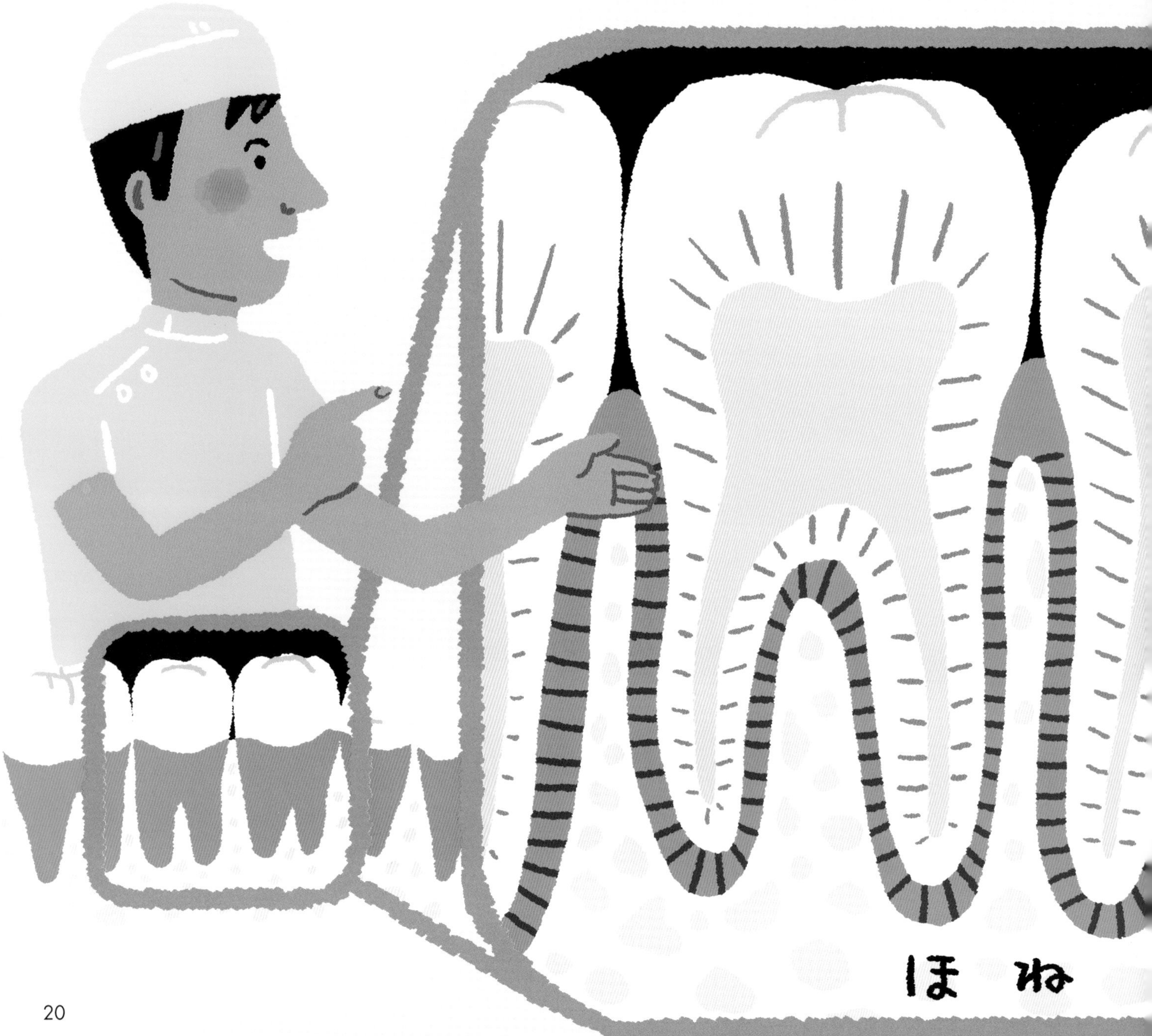

「へー、そうなんだ！」

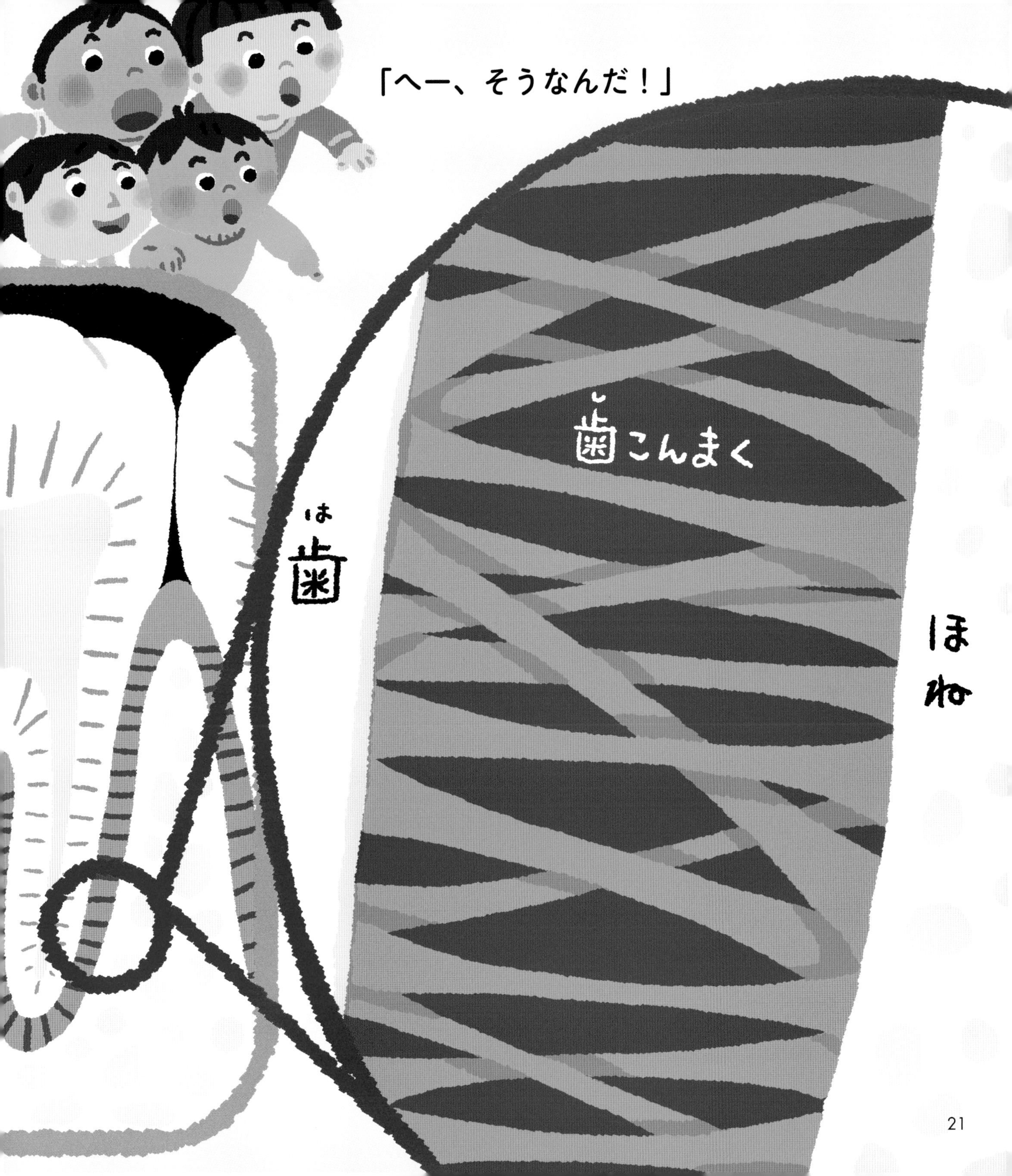

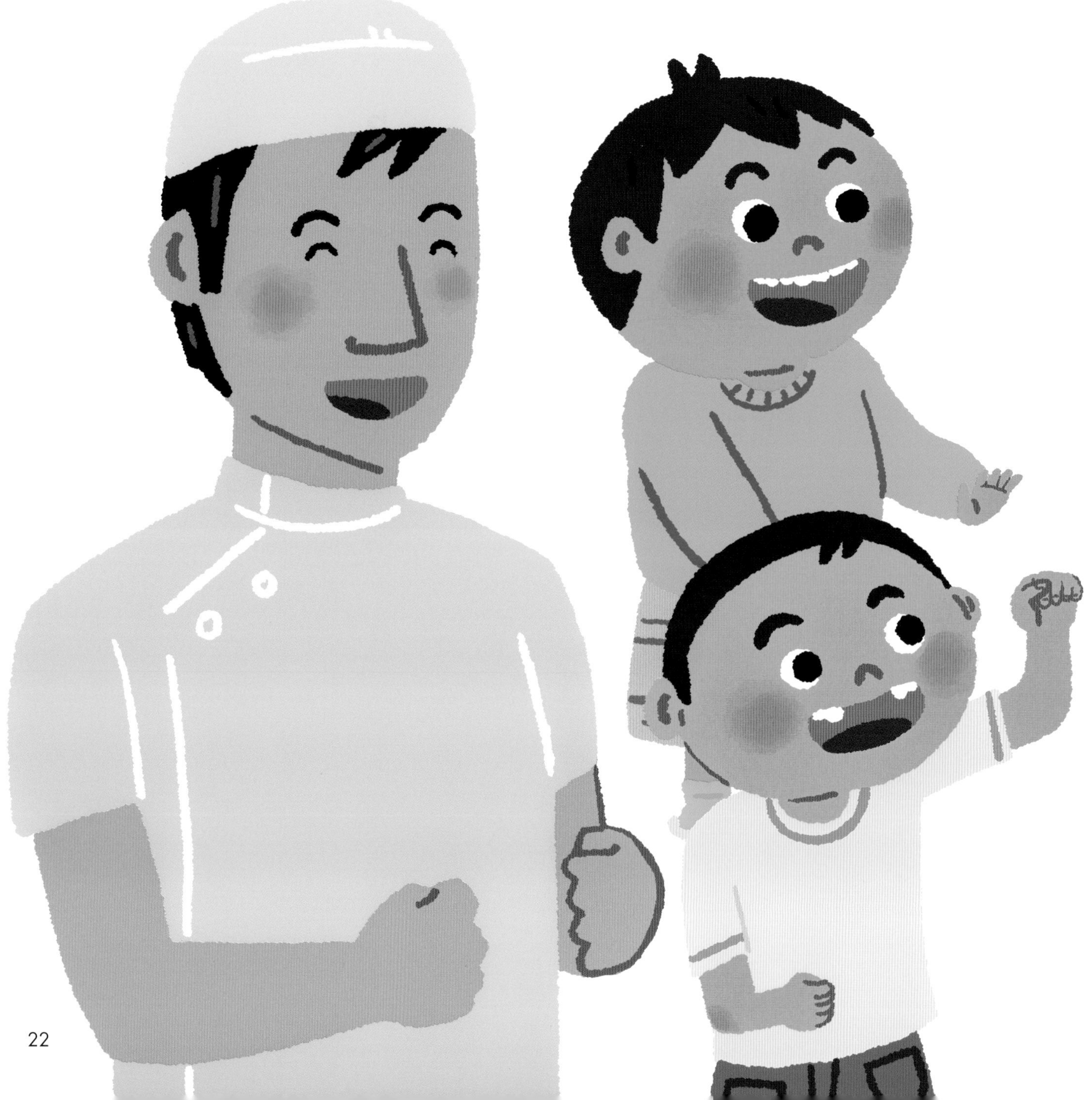

「食《た》べるときいがいにも、歯《し》こんまくには、
やくわりがあるよ。ふたをあけてごらん」

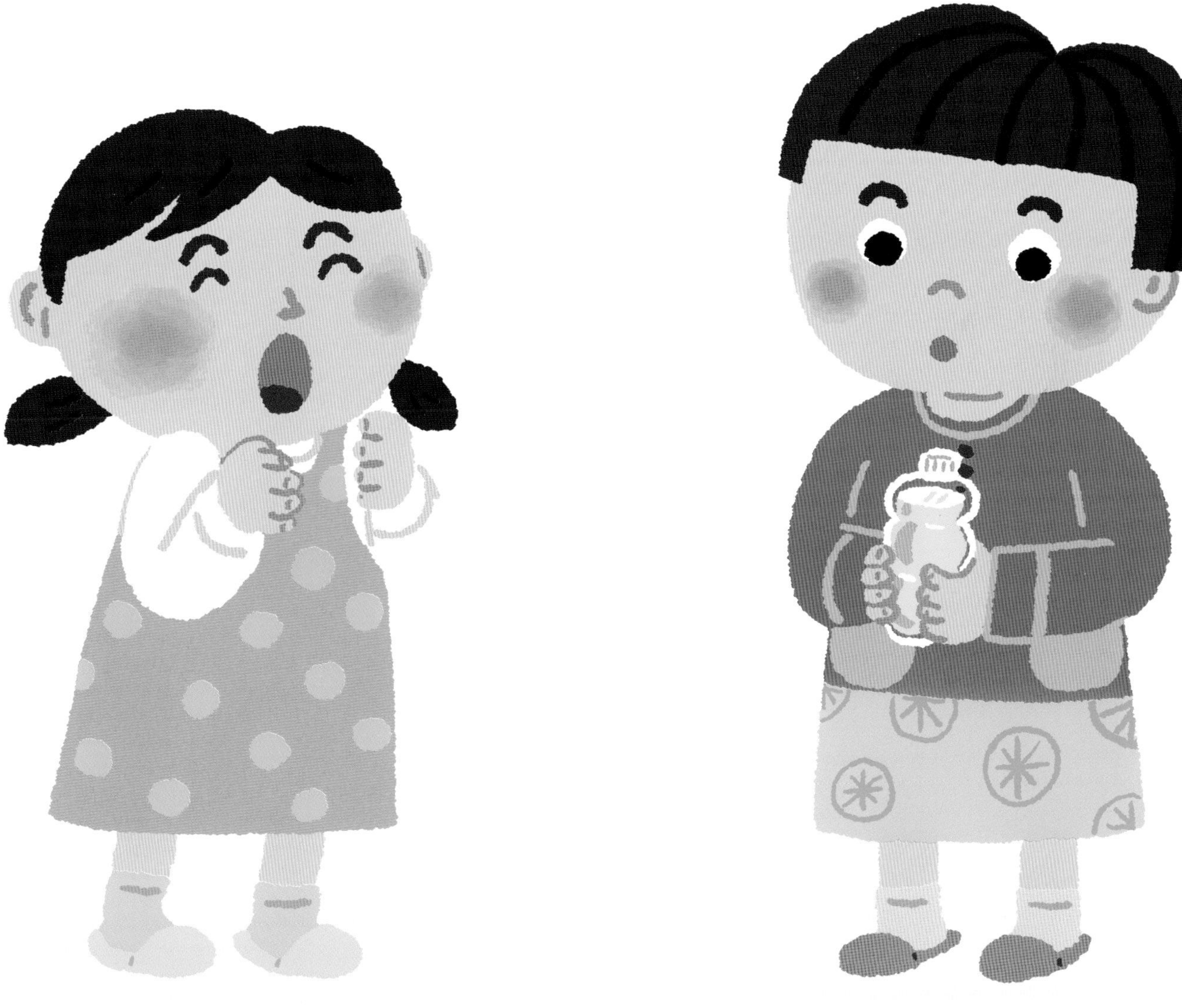

ぐーっ

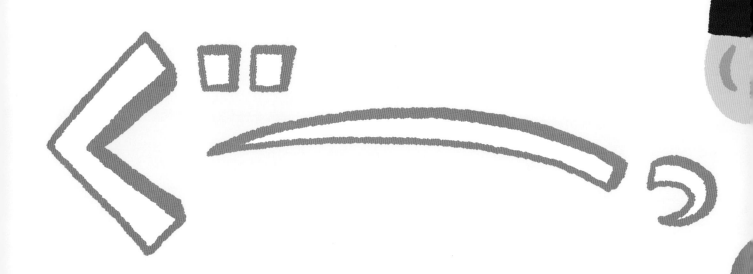

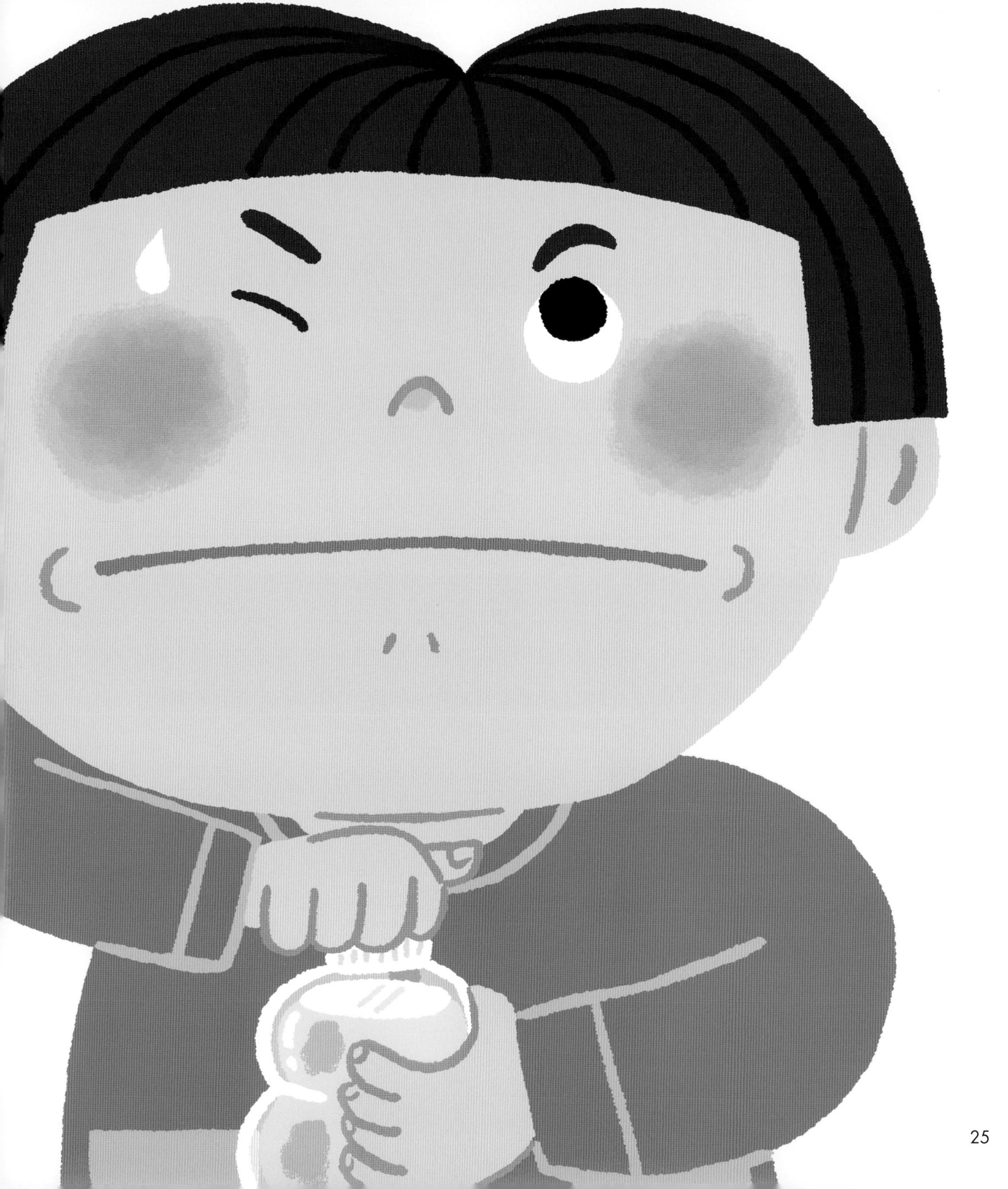

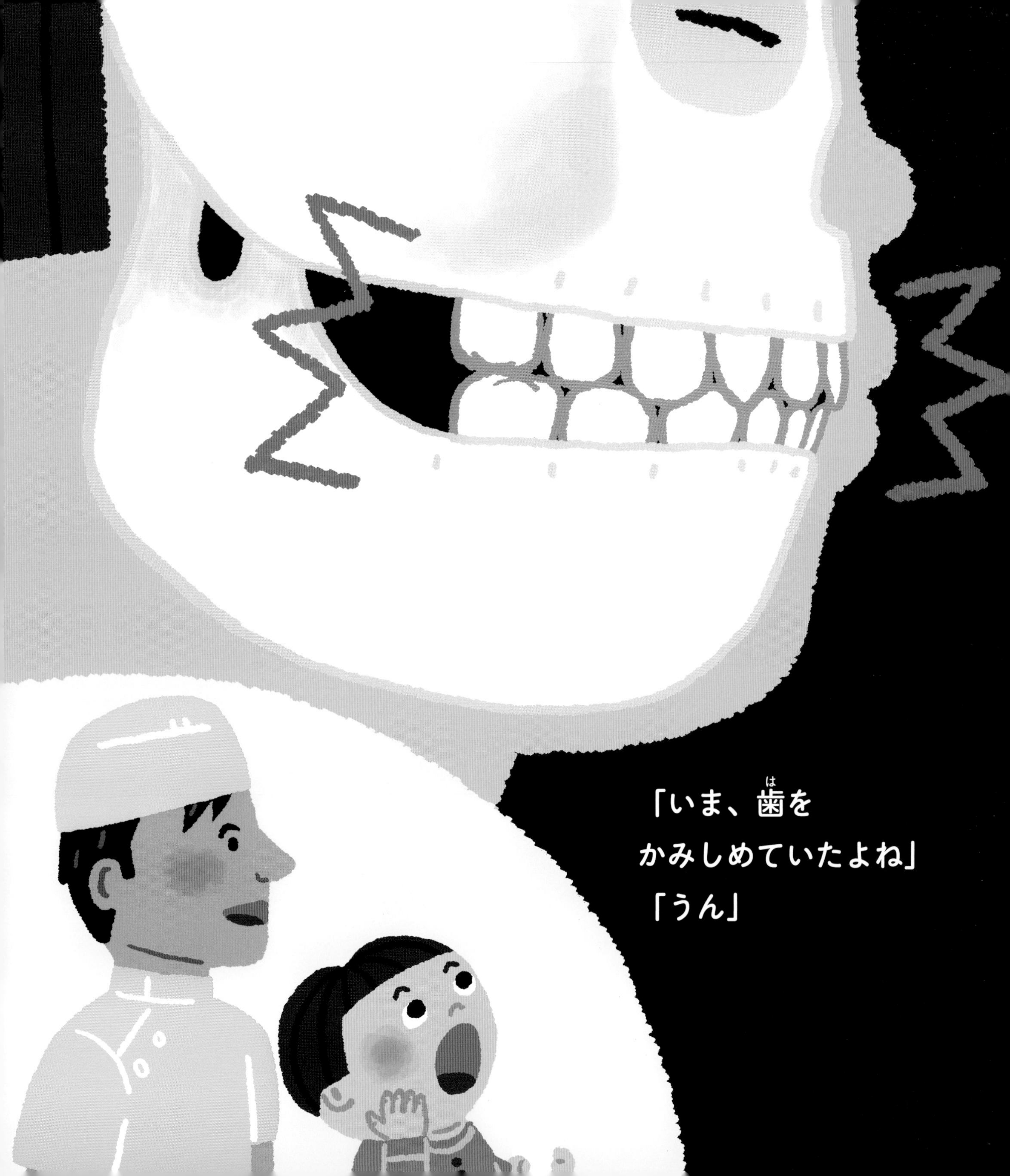

「いま、歯《は》を
かみしめていたよね」
「うん」

「上《うえ》の歯《は》と、下《した》の歯《は》は
いつもは、少《すこ》しはなれているんだよ。
でも、力《ちから》を入《い》れてかみしめると、
すごい力《ちから》で
ぶつかりあってしまうんだ」

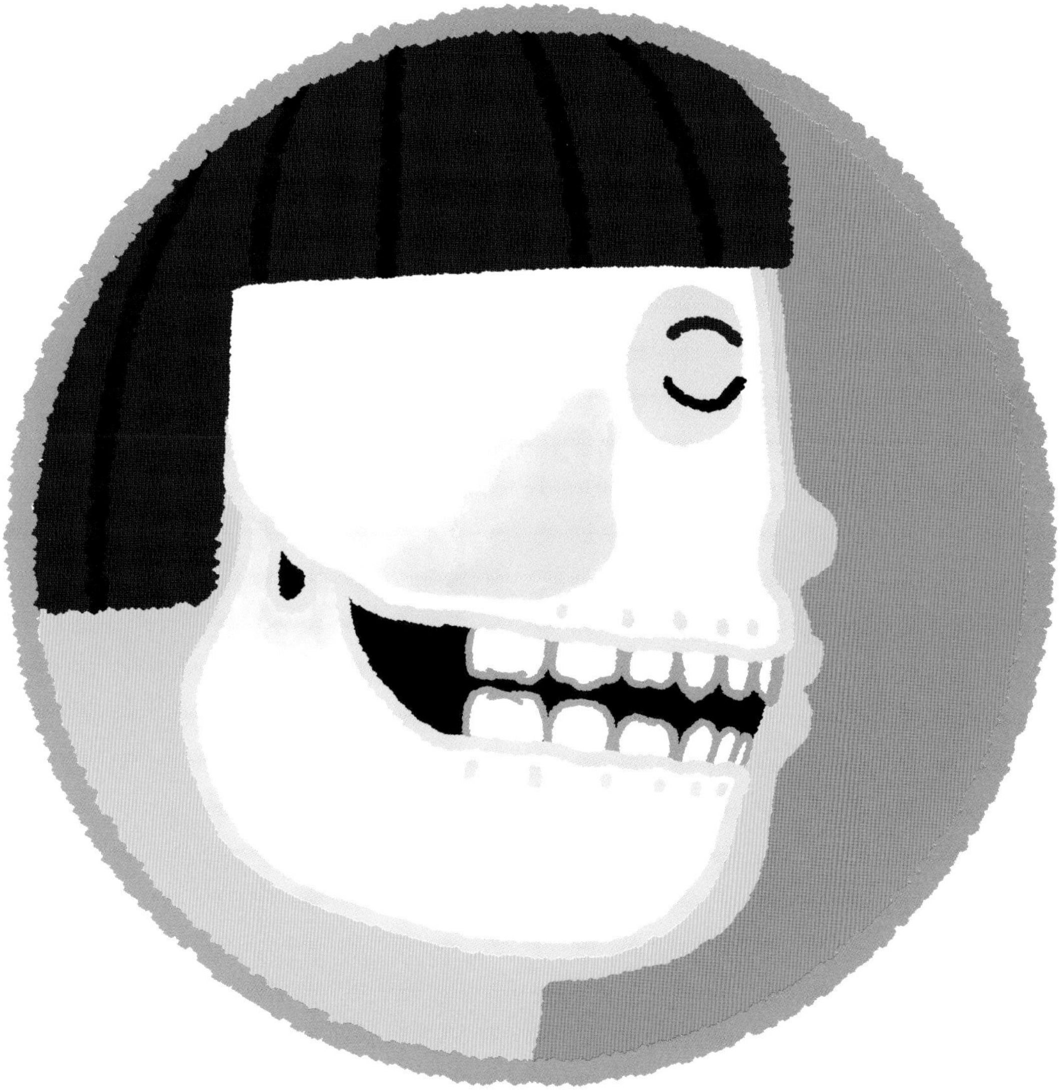

「かみしめていたとき、
歯《は》は、
いたかったかい？」
「ううん」

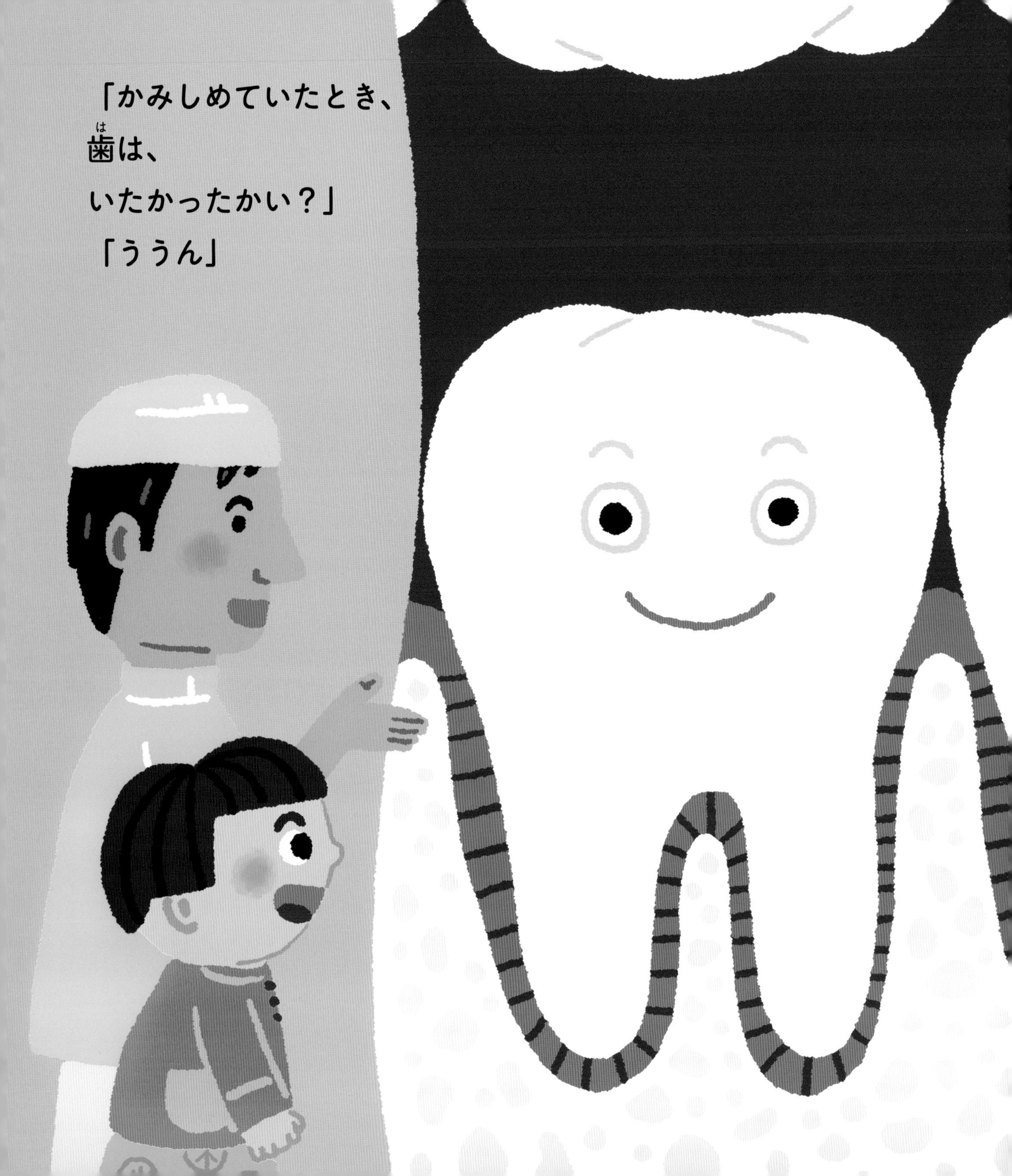

「歯《し》こんまくが、
クッションみたいな
やくわりをするから、
かみしめても
へいきなのさ」

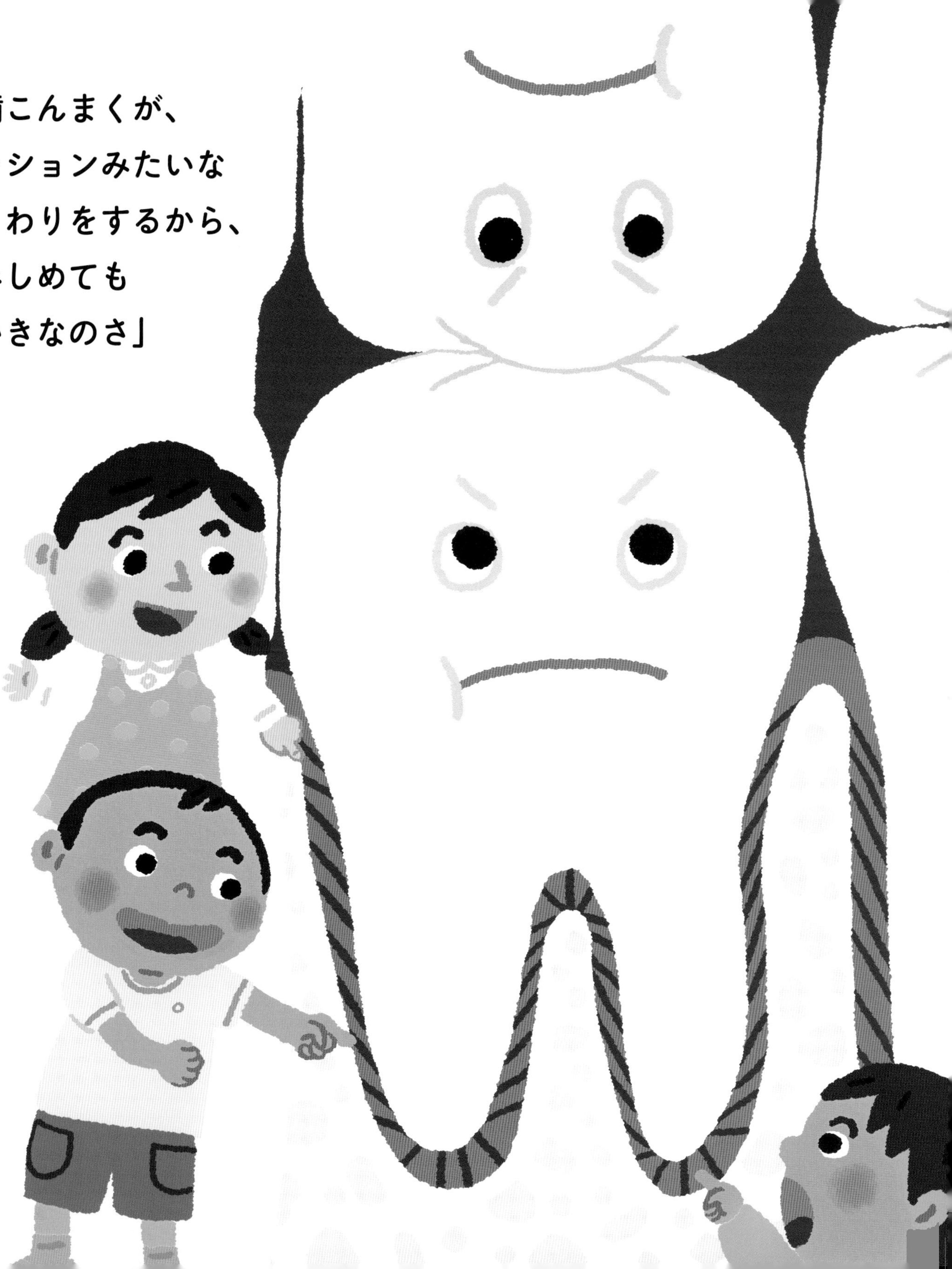

「歯《は》には、いろんなやくわりがあることが、わかったかな？
これからも、ず――っと歯《は》をだいじにしていこう！」

「歯《は》ってすごいね」

「ほんとう！」

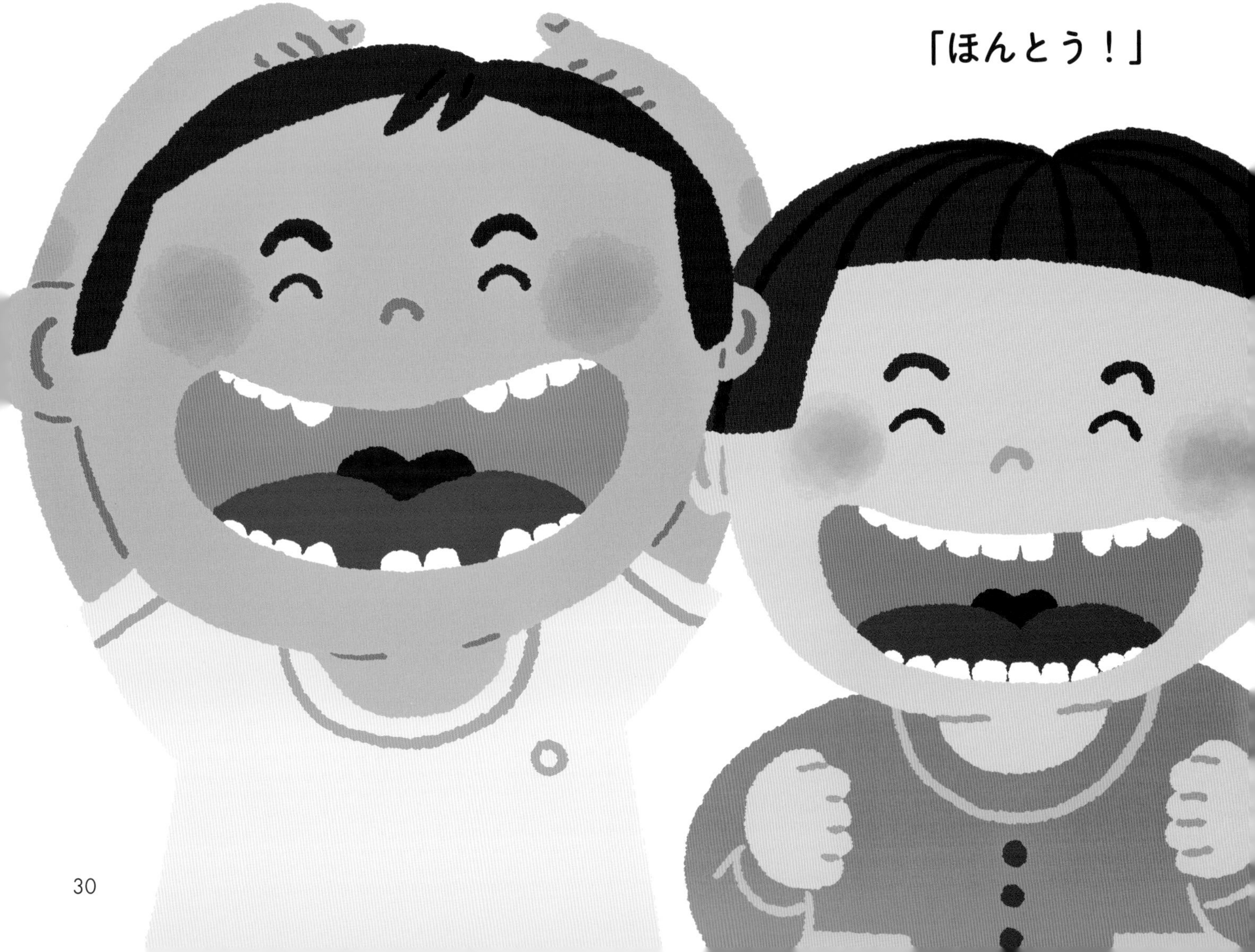

「歯《は》があって、よかったあ！」

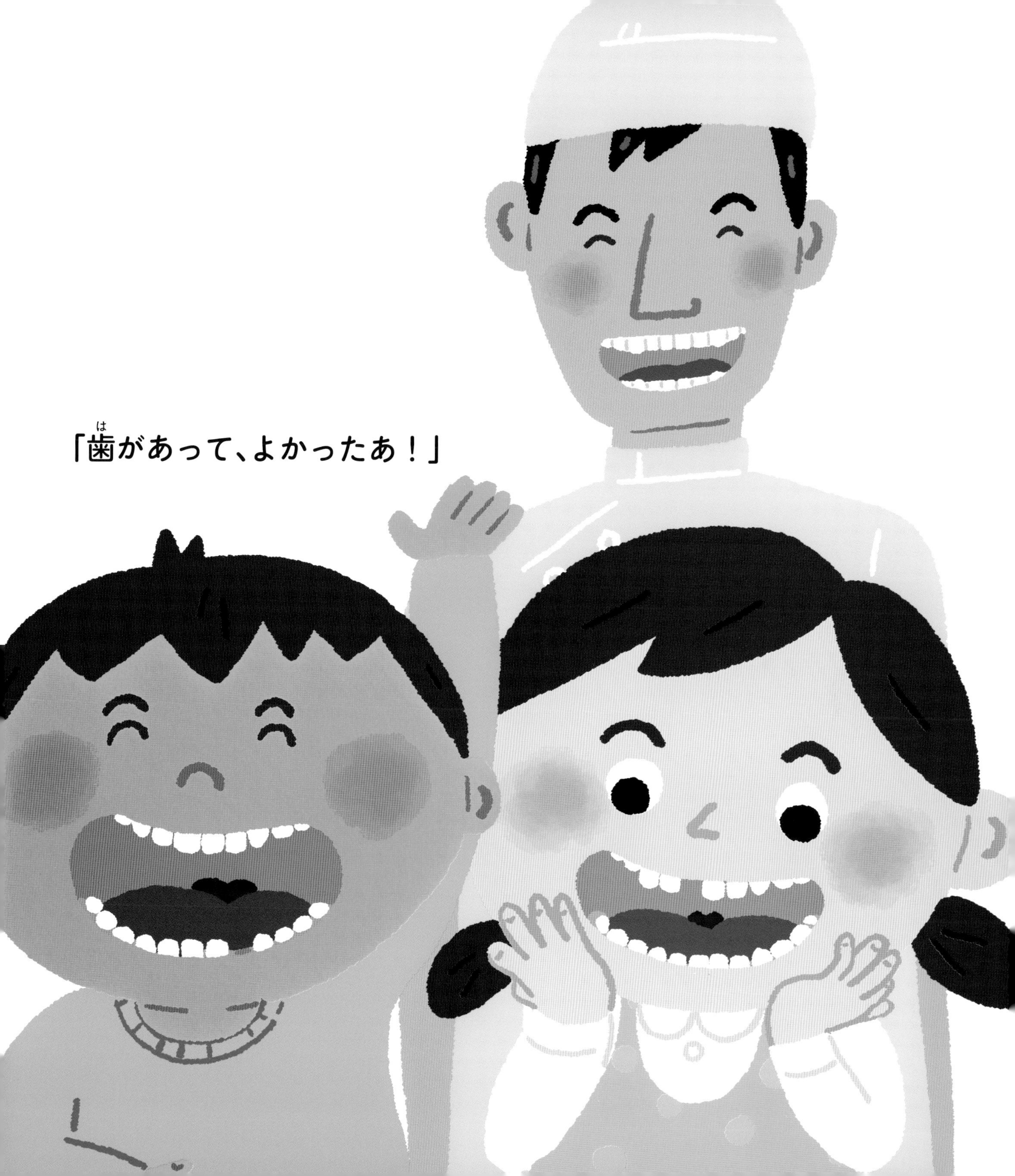

文　**北川 チハル**

保育士を経て作家になる。『チコのまあにいちゃん』（岩崎書店）で2003年児童文芸新人賞受賞。『ふでばこから空』（文研出版）で2019年ひろすけ童話賞、児童ペン賞童話賞受賞。『たびいえさん』（くもん出版）、『えっちゃんええやん』（文研出版）、『おねえちゃんってふしぎだな』（あかね書房）、『かわいいかわいいだーいすき』（アリス館）他著書多数。絵本ライブ、子育て・子ども読書支援等実践。日本児童文芸家協会理事。絵本教室アミーニ講師。朝日放送テレビ番組審議会委員。

絵　**ながおか えつこ**

企業内マーケティング部勤務の後、デザイン事務所設立。現在はフリーのイラストレーターとして活動するかたわら、夫婦で珈琲豆焙煎所を経営。主な仕事は、児童書・月刊絵本・雑誌等の挿絵、Web・パッケージ用イラストなど。装丁画・挿絵に『コーヒー豆を追いかけて』『凸凹あいうえおの手紙』（ともに、くもん出版）、『お母さんは、だいじょうぶ』（毎日新聞出版）など。

監修　**大西 陽一郎**

大阪歯科大学卒業。兵庫県加古川市にて開業。兵庫歯科学院専門学校臨床実習講師、兵庫県立加古川看護専門学校非常勤講師などを務める。日本ヘルスケア歯科研究会会員。

校閲協力●蓬田 愛
装丁・デザイン●鷹嘴 麻衣子
企画・編集●氷室 真理子（アミーニ）

知ってびっくり！　歯のひみつがわかる絵本
こんなにすごいよ 歯のやくわり

2020年3月16日　初版第1刷発行
2020年5月24日　初版第2刷発行

文　北川 チハル
絵　ながおか えつこ
発行人　志村直人
発行所　株式会社くもん出版
〒108-8617　東京都港区高輪4-10-18 京急第1ビル 13F
電話　03-6836-0301（代表）
03-6836-0317（編集部直通）
03-6836-0305（営業部直通）
ホームページアドレス　https:// www.kumonshuppan.com/
印刷・製本　図書印刷株式会社

NDC497・くもん出版・32P・24cm・2020年・ISBN978-4-7743-3076-1

CD56219